AF875433

NCCN Guidelines for Patients®

La guía esencial para personas que se enfrentan al cáncer.

Basada en las recomendaciones de cuidados de los principales expertos en cáncer.

Explica la atención oncológica de alta calidad que se proporciona en centros oncológicos de vanguardia.

Se revisa y actualiza todos los años.

¿Sabía que los principales centros oncológicos de los Estados Unidos colaboran para mejorar la atención oncológica? Esta alianza de los principales centros oncológicos se denomina National Comprehensive Cancer Network® (NCCN®).

Dado que la atención oncológica está en constante evolución, NCCN desarrolla y actualiza con frecuencia recomendaciones basadas en la evidencia para el tratamiento del cáncer que utilizan los profesionales de atención médica de todo el mundo. Estas recomendaciones se denominan NCCN Clinical Practice Guidelines in Oncology (NCCN Guidelines®).

En NCCN Guidelines for Patients se explican claramente estas recomendaciones de los expertos para que pueda hablar con su equipo de atención médica sobre la atención más adecuada para usted.

NCCN Guidelines for Patients se basa en NCCN Guidelines® para el mieloma múltiple, versión 4.2026, 26 de noviembre de 2025.

Consultar NCCN Guidelines for Patients gratis en internet: NCCN.org/patientguidelines

Buscar un centro oncológico de NCCN cerca de usted: NCCN.org/cancercenters

Conocer cómo se preparan las NCCN Guidelines for Patients: NCCN.org/patient-guidelines-process

Comuníquese con nosotros

@NCCNorg @NCCNVideo NCCN @NCCNorg

Quiénes nos apoyan

NATIONAL COMPREHENSIVE CANCER NETWORK® NCCN FOUNDATION Guiding Treatment. Changing Lives.

NCCN Guidelines for Patients cuenta con el apoyo financiero de NCCN Foundation®

NCCN Foundation agradece profundamente a las siguientes empresas colaboradoras por hacer posible esta NCCN Guidelines for Patients: AbbVie; Janssen Biotech, Inc.; Regeneron Pharmaceuticals, Inc.; y Sanofi Genzyme.

NCCN adapta, actualiza y aloja de forma independiente la guía de NCCN Guidelines for Patients. Nuestras empresas colaboradoras no participan en la elaboración de esta NCCN Guidelines for Patients y no se responsabilizan del contenido ni las recomendaciones que se incluyen en la presente guía.

Para hacer una donación, visite NCCNFoundation.org/Donate

Para obtener más información, visite la página web NCCN.org/patientguidelines o envíe un correo electrónico a PatientGuidelines@NCCN.org

Contenido

NCCN Foundation tiene como objetivo apoyar a los millones de pacientes y familias afectados por un diagnóstico de cáncer mediante la financiación y distribución de NCCN Guidelines for Patients. NCCN Foundation también se compromete a avanzar en los tratamientos contra el cáncer subsidiando a los médicos prometedores del país en el centro de innovación en cuanto a investigación del cáncer. Para obtener más detalles y acceder a la biblioteca completa de recursos para pacientes y cuidadores, visite NCCN.org/patients.

National Comprehensive Cancer Network (NCCN) y NCCN Foundation
3025 Chemical Road, Suite 100, Plymouth Meeting, PA 19462, EE. UU.

1
Acerca del mieloma múltiple

El mieloma múltiple es un cáncer de la sangre poco frecuente que suele empezar en los glóbulos blancos del interior de la médula ósea. Los nuevos tratamientos para el mieloma múltiple le están dando a las personas más esperanza y más años de vida.

¿Qué es el mieloma múltiple?

El mieloma múltiple (también llamado simplemente mieloma) es un tipo de cáncer de la sangre que suele comenzar en las células de la médula ósea. La médula ósea es el centro blando y esponjoso del interior de los huesos donde se fabrican la mayoría de las células sanguíneas. El mieloma múltiple se produce cuando las células cancerosas, llamadas células del mieloma, se multiplican y se acumulan en la médula ósea.

En una persona con mieloma, se acumulan tantas células del mieloma en la médula ósea que pueden desplazar a las células sanguíneas sanas y así causar problemas sanguíneos nocivos.

Este exceso de células del mieloma también reduce la cantidad de glóbulos blacos sanos en el organismo, lo que puede aumentar el riesgo de infecciones. Además, las células del mieloma pueden liberar grandes cantidades de proteínas anormales del mieloma, que pueden interferir en las funciones normales del organismo.

Las células del mieloma también pueden provocar la degradación ósea, lo que conlleva su debilitamiento, dolor óseo, fracturas y niveles elevados de calcio en la sangre.

Cuando las células del mieloma se acumulan en la médula ósea, pueden formar tumores denominados plasmocitomas. En la mayoría de las personas que padecen esta enfermedad, se forman múltiples plasmocitomas en diferentes huesos o zonas del cuerpo, por lo que se denomina mieloma múltiple.

Células de mieloma

La sangre se compone de diferentes células sanguíneas, incluidos los glóbulos blancos denominados células plasmáticas.

El mieloma múltiple se produce cuando las células plasmáticas normales de la médula ósea se convierten en células de mieloma anormales. Las células del mieloma se multiplican y desplazan a las células sanguíneas sanas. Cuando el cuerpo tiene menos células sanguíneas sanas, pueden aparecer síntomas y daños en los órganos.

Células normales de la médula ósea

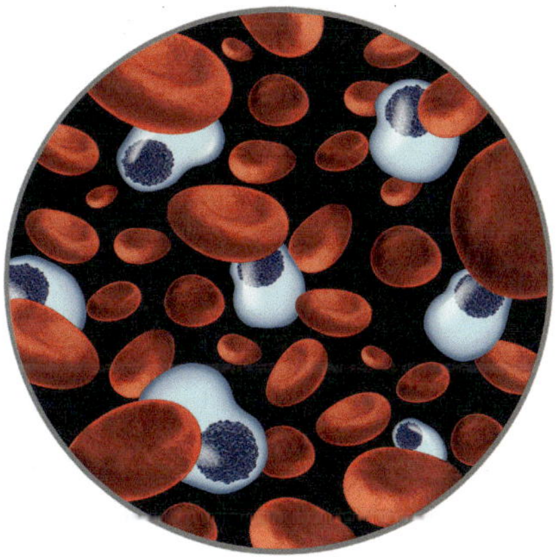

Células de mieloma de la médula ósea

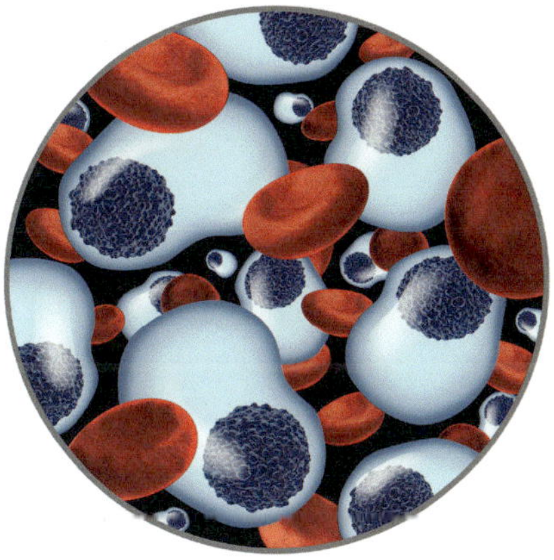

Cómo puede ayudar esta guía

Tomar decisiones sobre la atención oncológica es estresante. Tiene mucho por aprender, y no sabe lo que le depara el futuro.

Utilice esta guía para obtener la información y el apoyo que necesita.

Los pacientes, los médicos y otros profesionales de la salud confían en las NCCN Guidelines for Patients. En esta guía, se utiliza un lenguaje claro y cotidiano para explicar las recomendaciones actuales sobre el tratamiento del cáncer y están elaboradas por expertos respetados en el campo. Las recomendaciones se basan en las investigaciones más recientes y prácticas de los mejores centros oncológicos.

Su salud es única, por lo que su atención oncológica también debería serlo. A medida que lee esta guía, aprenderá sobre qué tratamientos tienen más probabilidades de ofrecer los mejores resultados para su caso. Así, estará mejor preparado para hablar con su equipo de atención médica.

¿Cuáles son las causas del mieloma múltiple?

Los expertos no saben exactamente qué provoca la formación de las células del mieloma. Pero sí saben que el mieloma suele comenzar con una anomalía (mutación) en ciertas células llamadas plasmáticas.

Las células plasmáticas son un tipo de glóbulo blanco que combate las infecciones y las enfermedades. Para eso, fabrican anticuerpos (también llamados inmunoglobulinas, cuya abreviatura es Ig). Los anticuerpos ayudan al organismo a encontrar y eliminar gérmenes. Son proteínas en forma de Y que las células plasmáticas liberan en la sangre y otros fluidos corporales.

La mayoría de las células plasmáticas producen anticuerpos durante unos meses y luego envejecen y mueren, un proceso normal y natural. Pero algunas células plasmáticas pueden existir durante años o incluso décadas y proporcionan protección de por vida contra infecciones específicas.

Sin embargo, en algún momento de este proceso, puede producirse un cambio (mutación) anormal que convierte una célula plasmática en una célula de mieloma.

Esta célula de mieloma puede multiplicarse y fabricar millones de nuevas células idénticas, que no son necesarias y que no mueren con rapidez cuando envejecen o se dañan.

Las células cancerosas del mieloma crecen en toda la médula ósea y, en ocasiones, se extienden fuera de ella.

Las células del mieloma, al igual que las células plasmáticas, también fabrican anticuerpos. Pero los anticuerpos fabricados por las células del mieloma son todas copias de un único tipo. Estos anticuerpos se denominan proteínas monoclonales o proteínas M. (El término monoclonal significa “un clon” o “un tipo”).

A diferencia de los anticuerpos normales que combaten los gérmenes, las proteínas M no ayudan a combatir las infecciones. De hecho, el cuerpo no puede utilizar las proteínas M para nada y no puede eliminarlas fácilmente. Así que se acumulan.

Un exceso de proteínas M en el organismo puede provocar problemas como daño renal o disminución del número de glóbulos rojos (anemia). Además, las personas con mieloma no producen suficientes anticuerpos normales, lo que aumenta el riesgo de infecciones.

¿De dónde provienen las células del mieloma?

Cuando los antígenos (como los gérmenes) invaden el organismo, los glóbulos blancos sanos, denominados células plasmáticas, liberan anticuerpos que combaten los gérmenes con el fin de detener infecciones y enfermedades. Pero, en el mieloma múltiple, uno o más cambios anormales pueden hacer que las células plasmáticas se conviertan en células de mieloma múltiple. Las células del mieloma múltiple pueden multiplicarse y propagarse rápidamente. También producen muchos de los mismos anticuerpos anormales, denominados proteínas monoclonales (M), que pueden acumularse en la médula ósea y provocar daños.

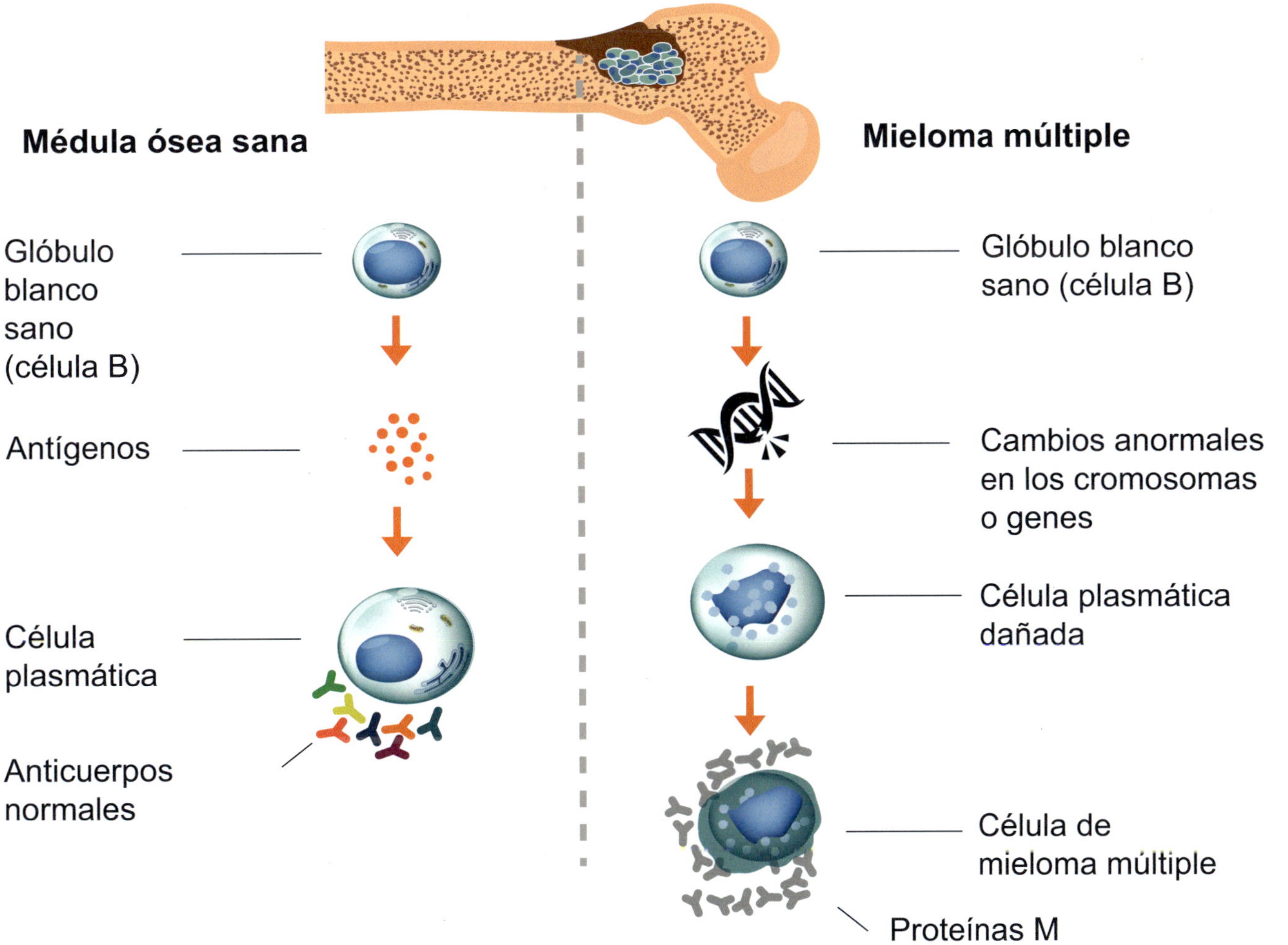

Las mutaciones que aumentan el riesgo de mieloma no suelen transmitirse entre familiares (hereditarias). Pero usted puede tener un riesgo levemente mayor de padecer mieloma si otro miembro de su familia también lo ha padecido.

¿Cuál es el tratamiento para el mieloma múltiple?

Los tratamientos estándares para el mieloma múltiple incluyen fármacos de terapia dirigida, fármacos de inmunoterapia, tratamiento con quimioterapia y trasplante de células hematopoyéticas (células madre).

Algunos tratamientos pueden administrarse como una combinación de pastillas, inyecciones subcutáneas o una infusión por vía IV (intravenosa).

Otros tratamientos adicionales incluyen el tratamiento con células T con receptores de antígenos quiméricos (CAR) y fármacos con anticuerpos biespecíficos. También es posible que se le proponga participar en un ensayo clínico, lo cual puede ser una buena opción.

Para muchas personas, el tratamiento puede mantener el mieloma bajo control y reducir o detener los síntomas durante un largo tiempo.

Sin embargo, el mieloma suele reaparecer en algún momento y requiere tratamiento adicional. Las personas con mieloma múltiple de larga evolución pueden acabar volviéndose resistentes a las terapias, lo que hace que el cáncer sea más difícil de tratar y más peligroso.

Considere la posibilidad de visitar a un oncólogo, un centro oncológico o un hospital con un programa o experiencia en el tratamiento de personas con mieloma múltiple.

Gracias a los nuevos tratamientos, ahora las personas con mieloma tienen una supervivencia más larga que nunca. Para un creciente número de personas, el mieloma es un problema médico crónico con el que aprenden a vivir, no una enfermedad de la que mueren.

¿Cómo puedo recibir la mejor atención?

Luche por usted. Usted tiene un papel importante que desempeñar en su cuidado. Muchas personas se sienten más satisfechas cuando participan activamente en la planificación de su atención oncológica.

Las NCCN Guidelines for Patients le permitirán desempeñar un papel más importante en su atención. Hable sobre las recomendaciones de esta guía con su equipo de atención médica. Pregunte sobre sus opciones y comparta sus objetivos e inquietudes.

¿No sabe qué preguntar? No se olvide de que cuenta con apoyo. Es por eso que incluimos sugerencias de preguntas al final de cada capítulo.

Siga leyendo para encontrar la mejor atención posible.

2

Pruebas para detectar el mieloma múltiple

Si su médico sospecha que usted tiene mieloma, necesitará varias pruebas antes de recibir tratamiento. Estas pruebas ayudan a determinar si necesita tratamiento y qué tratamiento es el mejor para usted.

En este capítulo, se describen las pruebas que podrían realizarse para diagnosticar su enfermedad y planificar su tratamiento.

¿Qué pruebas deberé hacerme?

Algunas pruebas comprueban su estado general de salud. Otras sirven para diagnosticar su enfermedad, lo que ayudará a planificar su tratamiento. No todas las personas con mieloma se someterán a todas las pruebas que se mencionan aquí. Consulte la **Guía 1**.

Guía 1
Estudios habituales para detectar el mieloma múltiple

Pruebas médicas generales

- Antecedentes médicos
- Exploración física

Análisis de sangre

- Hemograma completo con fórmula leucocitaria
- Niveles de inmunoglobulina
- Proteínas M en la sangre
- Valoración de las cadenas ligeras libres
- Estudio de bioquímica sanguínea completo

Análisis de orina

- Proteína total en la orina
- Proteínas M y cadenas ligeras en la orina

Análisis de tejido óseo

- Biopsia y aspiración de médula ósea
- Otras biopsias de tejido
- Pruebas de laboratorio para detectar cambios anormales en los cromosomas y los genes

Estudios de diagnóstico por imágenes

- Exploración por TEP/TC
- Exploración por TC de dosis baja
- Examen óseo
- RM

Otras pruebas utilizadas en determinados casos

Antecedentes médicos

Sus antecedentes médicos incluyen todas las cuestiones de salud que tuvo en su vida y los medicamentos que tomó. Los antecedentes médicos se necesitan para planificar el tratamiento. Le preguntarán por cualquier enfermedad, lesión o problema de salud que haya tenido. Algunos problemas de salud son hereditarios. Por eso, es posible que el médico también le pregunte sobre la salud de sus familiares biológicos (abuelos, padres, hermanos, hijos).

El mieloma suele causar síntomas, y es importante que su médico sepa si usted los tiene. Los síntomas pueden deberse a una escasez de células sanguíneas sanas. También pueden deberse a daños en los huesos y en los riñones o a la acumulación de células de mieloma en determinadas partes del cuerpo.

Los síntomas más frecuentes del mieloma múltiple son dolor óseo (a menudo en la espalda), cansancio e infecciones frecuentes. Sin embargo, algunas personas pueden presentar pocos síntomas o ninguno en absoluto.

Exploración física

Los médicos suelen realizar un examen físico mientras averiguan los antecedentes médicos. El examen físico es una revisión “práctica” de su cuerpo para ver si hay signos de enfermedad.

Durante este examen, su médico u otro profesional de la salud escuchará los pulmones, el corazón y el abdomen. También palpará y aplicará presión en distintas partes del cuerpo para ver si los órganos tienen tamaño normal, están blandos o duros, o si duelen cuando se los toca. Asimismo, buscará signos de otros problemas, como hematomas, inflamación de los ganglios, debilidad muscular, o entumecimiento/hormigueo/dolor en las manos o los pies (neuropatía). También comprobará si hay inflamación en las piernas y los pies.

El médico u otro profesional de la salud también tendrá en cuenta su edad y su estado físico. Las personas mayores (de 75 años o más) y aquellas con limitaciones físicas o problemas médicos complejos pueden obtener mejores resultados con menos medicamentos o con dosis más bajas.

Análisis de sangre

Su sangre puede indicarles mucho a los médicos sobre su salud. Los análisis de sangre y otras pruebas ayudan a confirmar (diagnosticar) el mieloma.

La sangre está compuesta por 4 partes principales: glóbulos rojos, glóbulos blancos, plaquetas y plasma. El plasma es la parte líquida amarillenta de la sangre que transporta las otras partes por todo el cuerpo. El plasma también contiene muchas proteínas y otras sustancias químicas. Se utilizan diferentes tipos de análisis de sangre para medir estas células y sustancias en la sangre.

Síntomas frecuentes del mieloma múltiple

Daños y dolores óseos

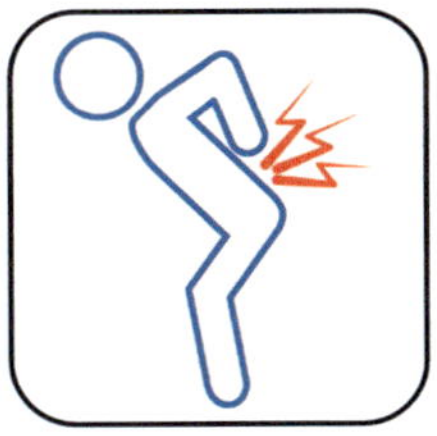

Cansancio y debilidad

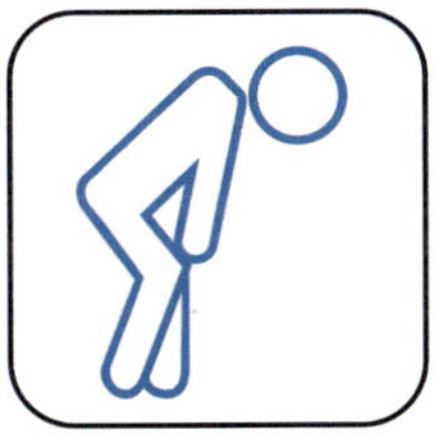

Infecciones frecuentes y fiebre

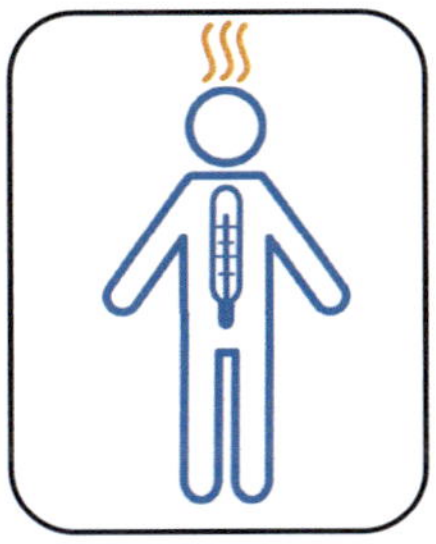

Hematomas o sangrado fácil

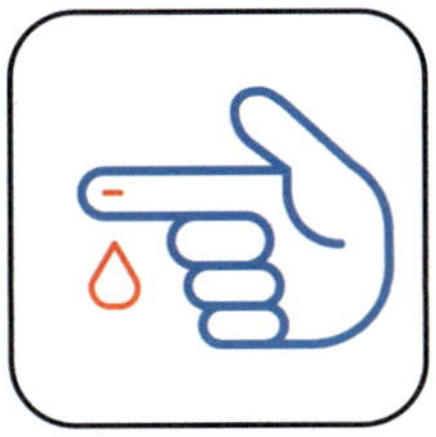

Sed y micción frecuente

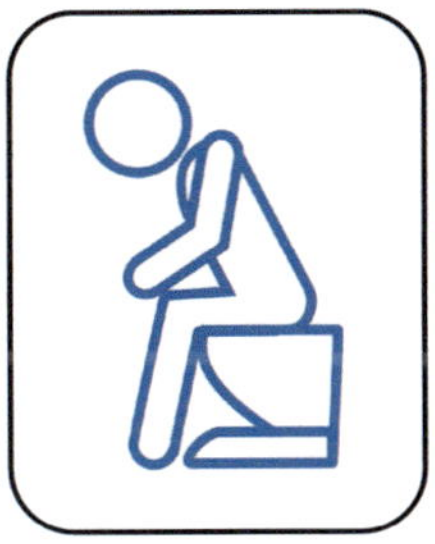

Algunos análisis de sangre se utilizan para evaluar el alcance o la cantidad de cáncer en su organismo. Esto se denomina carga tumoral. Otras pruebas se utilizan para comprobar la salud de los huesos, los riñones y otros órganos. Los análisis de sangre se repetirán para averiguar la eficacia del tratamiento oncológico y los efectos secundarios.

Para realizar un análisis de sangre, se introduce una aguja en la vena a fin de extraer una muestra de sangre. Luego, la muestra de sangre se envía a un laboratorio para analizar. En el laboratorio, un especialista llamado anatomopatólogo examinará la muestra bajo el microscopio y la analizará para comprobar los niveles de determinadas sustancias químicas en la sangre.

Los anatomopatólogos son expertos en examinar células para detectar enfermedades. Pueden observar células de mieloma y detectar proteínas de mieloma en la sangre.

Los análisis de sangre utilizados para el mieloma incluyen los siguientes:

HC con fórmula leucocitaria

El hemograma completo (HC) es un análisis que mide la cantidad de células sanguíneas en una muestra de sangre. Abarca la cantidad de glóbulos blancos, glóbulos rojos y plaquetas. El HC debe incluir un diferencial. El diferencial mide los distintos tipos de glóbulos blancos presentes en la muestra. La mayoría de las veces, las células del mieloma no se observan en la sangre.

Niveles de inmunoglobulina

Esta prueba mide la cantidad de anticuerpos (IgA, IgG, IgM y, a veces, IgD e IgE) en la sangre. Muestra si el nivel de cualquier tipo de anticuerpo es demasiado alto o demasiado bajo. Los niveles anormales de anticuerpos podrían indicar un mieloma múltiple.

Proteínas M en la sangre

Le harán dos pruebas para comprobar las proteínas M en la sangre:

La electroforesis de proteínas séricas (SPEP) mide la **cantidad de proteínas M** en la sangre. Esta prueba se utiliza tanto para el diagnóstico como para el seguimiento.

La electroforesis de inmunofijación sérica (SIFE) detecta el **tipo de proteínas M** que hay en la sangre. Busca el tipo al mostrar qué formas de cadenas pesadas (IgG, IgA, etc.) y de cadenas ligeras (*kappa* o *lambda*) están presentes.

Valoración de las cadenas ligeras libres

Esta prueba mide la cantidad de cadenas ligeras libres en la sangre. Es útil para diagnosticar el mieloma en determinados casos en los que las células del mieloma solo producen cadenas ligeras (mieloma de cadenas ligeras). La valoración de las cadenas ligeras libres también se utiliza para controlar el mieloma.

Prueba de sustancias químicas de la sangre

Una prueba de sustancias químicas de la sangre (denominada perfil metabólico completo) mide los niveles de diferentes sustancias químicas en la sangre. Las sustancias químicas de la sangre provienen del hígado, los huesos, y otros órganos y tejidos. Los niveles anormales de determinadas sustancias químicas en la sangre pueden ser un signo de que un órgano no funciona bien. Estos niveles anormales pueden deberse al cáncer o a otros problemas de salud.

¿Qué son los anticuerpos?

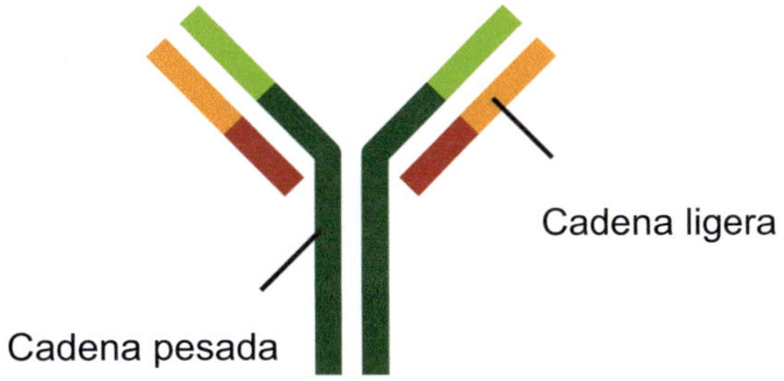

Comprender los anticuerpos puede ayudarle a entender su diagnóstico de mieloma múltiple.

Los anticuerpos (también llamados inmunoglobulinas o Ig) forman parte del sistema inmunitario. Los producen las células plasmáticas para combatir las infecciones. Los anticuerpos reconocen bacterias y virus nocivos, y ayudan al sistema inmunitario a deshacerse de ellos.

Cada célula plasmática libera 1 solo tipo de anticuerpo único. Cada tipo de anticuerpo fabricado está destinado individualmente para atacar un germen específico que causa una infección o enfermedad.

Los anticuerpos están formados por 2 pares de "cadenas" de proteínas unidas entre sí en forma de Y. Esto incluye 2 cadenas "pesadas" de proteínas idénticas y 2 cadenas "ligeras" de proteínas idénticas.

- **Cadenas pesadas**: existen 5 tipos principales de cadenas pesadas, IgG, IgA, IgM, IgD e IgE (aunque IgD e IgE no son frecuentes en el mieloma).
- **Cadenas ligeras**: existen 2 tipos principales de cadenas ligeras, *kappa* y *lambda*.

Los diferentes tipos de cadenas pesadas pueden unirse con cualquiera de los tipos de cadenas ligeras. Juntos, forman subtipos de anticuerpos como IgG *kappa*, IgG *lambda*, IgA *kappa*, IgA *lambda*, etc.
Por ejemplo:

cadena pesada **IgG** + cadena ligera *kappa* = subtipo **IgG** *kappa*

Las células del mieloma también fabrican anticuerpos, que se denominan proteínas M. Al igual que los anticuerpos normales, las proteínas M pueden estar formadas por un par de cadenas pesadas y un par de cadenas ligeras. Las células de mieloma producen un gran número de proteínas M, que suelen ser todas de un mismo subtipo. (La más frecuente es la IgG *kappa*).

Además de las proteínas M, algunas personas tienen cadenas ligeras adicionales circulando en la sangre. Se denominan cadenas ligeras libres. Algunas personas tienen mieloma que solo produce cadenas ligeras libres, lo que aumenta el riesgo de padecer daño renal y otras complicaciones.

Conocer su subtipo de proteína M le servirá para comprender mejor los resultados de sus pruebas. Puede seguir los niveles de proteína M y cadena ligera libre para ver si disminuyen, se mantienen estables o aumentan, lo que refleja la respuesta a su tratamiento.

Análisis de orina

Además de la sangre, la orina también revela signos de enfermedad. Los análisis de orina pueden utilizarse para diagnosticar el mieloma, evaluar si los riñones funcionan bien y comprobar los resultados de los tratamientos contra el cáncer. Los análisis de orina también se utilizan para evaluar la carga tumoral, es decir, el alcance o la cantidad de mieloma que hay en su organismo.

Proteína total en la orina

La proteína total es una prueba que mide la cantidad total y el tipo de proteína presente en la orina. Para esta prueba, se suele recoger orina durante un periodo de 24 horas. El análisis de proteínas en la orina ayuda a medir la carga tumoral en personas con mieloma. Esta prueba también puede mostrar si está perdiendo albúmina, una proteína importante, a través de los riñones.

Proteínas M y cadenas ligeras en la orina

La electroforesis de proteínas en la orina (UPEP) mide la **cantidad de proteínas M y de cadenas ligeras** en la orina. La presencia de estas proteínas en la orina puede ser un signo de mieloma múltiple. Los niveles elevados de cadenas ligeras en la orina indican un mayor riesgo de daño renal en las personas con mieloma. La prueba UPEP puede repetirse después del tratamiento para verificar sus resultados.

La electroforesis de inmunofijación en orina (UIFE) es una prueba que detecta el **tipo de proteínas M** presentes en la orina. La UIFE se realiza junto con otras pruebas iniciales cuando se detecta el mieloma por primera vez. La UIFE también se utiliza para comprobar la eficacia del tratamiento.

Mieloma múltiple, pacientes subrepresentados y estudios médicos

El mieloma múltiple es dos veces más frecuente y tiene el doble de probabilidades de provocar la muerte en personas afroamericanas que en pacientes caucásicos. Sin embargo, cuando los pacientes afroamericanos reciben una atención similar a la de los pacientes caucásicos en el tratamiento del mieloma múltiple, obtienen resultados igual de buenos o mejores. Lo mismo ocurre con los pacientes hispanos y asiáticos.

Debido a muchos factores, los pacientes afroamericanos, hispanos y asiáticos, así como todos los pacientes mayores de 75 años, son menos propensos a participar o inscribirse en ensayos clínicos de nuevos tratamientos. Como resultado, los hallazgos de los estudios médicos pueden no ser aplicables a todos los pacientes.

Con el fin de reducir o eliminar las discrepancias en materia de salud, los expertos de NCCN recomiendan que los ensayos clínicos sean más inclusivos y reflejen las poblaciones más afectadas.

Para obtener más información sobre cómo participar en ensayos clínicos, consulte el *Capítulo 3: Tipos de tratamiento*.

Pruebas de tejido para el mieloma

Para confirmar que usted tiene mieloma, es necesario tomar una muestra de tejido o fluido de su cuerpo y analizarla para detectar células de mieloma. Esto se llama biopsia. La biopsia suele ser una prueba segura y a menudo puede realizarse en unos 30 minutos.

Biopsia y aspiración de médula ósea

Las células del mieloma suelen encontrarse en la médula ósea, por lo que es allí donde se realiza la biopsia a las personas con mieloma. La muestra suele extraerse del hueso pélvico (cerca de la cadera), que contiene una gran cantidad de médula ósea y está cerca de la superficie del cuerpo.

Se trata de una prueba en 2 partes que da lugar a 2 muestras. En la biopsia de médula ósea, se extrae un pequeño núcleo de hueso que contiene la médula ósea. Una aspiración de médula ósea se usa para extraer una pequeña cantidad de médula ósea líquida del interior del hueso.

Es posible que le administren un sedante suave antes de la prueba. Luego, el médico limpiará la zona de la piel donde se realizará la biopsia. A continuación, recibirá anestesia local para adormecer la zona de la piel y el hueso que se encuentra debajo.

Una vez que el sitio se encuentre anestesiado, le introducirán una aguja hueca en la piel, que harán llegar hasta el hueso para extraer la médula ósea líquida con una jeringa.

A continuación, se introducirá la aguja en el hueso para extraer la muestra sólida de médula ósea. Notará una sensación de presión mientras esto ocurre y es posible que sienta algo de dolor mientras se extraen las muestras. Después, la

Biopsia y aspiración de médula ósea

Los médicos realizan una biopsia y aspiración de médula ósea para extraer muestras de médula ósea sólida y médula ósea líquida para analizar. Estas muestras suelen extraerse al mismo tiempo del hueso de la cadera.

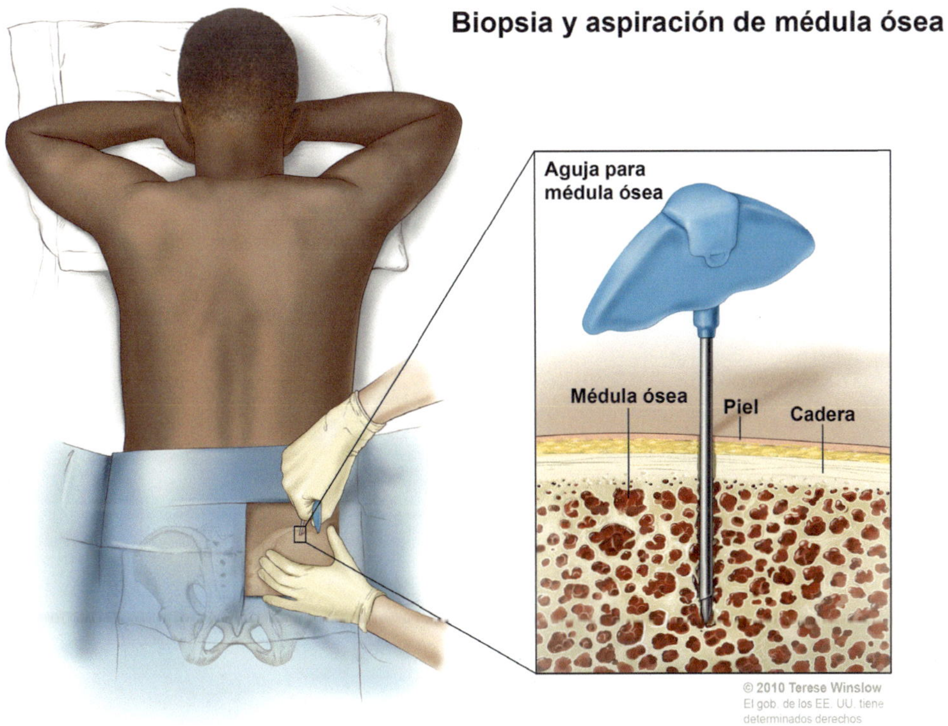

piel puede presentar hematomas durante unos días. Existe un pequeño riesgo de hemorragia o infección, pero estos efectos secundarios no son frecuentes.

Otras biopsias de tejido

Aunque la médula ósea es el lugar donde suelen encontrarse las células de mieloma, a veces los tumores del mieloma (llamados plasmocitomas) pueden crecer fuera de los huesos e invadir otras partes del cuerpo. En estos casos, se pueden realizar biopsias de otros órganos o sitios sospechosos para confirmar el mieloma.

Pruebas de laboratorio

Una vez realizada la biopsia en las muestras de tejido, se enviarán a un laboratorio para analizar. Un anatomopatólogo verá las muestras bajo un microscopio para buscar células de mieloma. El anatomopatólogo también puede realizar otras pruebas con las muestras. A menudo, transcurren varios días antes de que se conozcan los resultados de la prueba.

Las pruebas de laboratorio que pueden realizarse con las muestras de tejido son las siguientes:

Inmunohistoquímica

Esta prueba se utiliza para detectar la cantidad y el tipo de células de mieloma en la médula ósea. Se puede diagnosticar un mieloma cuando al menos el 10 % de las células (1 de cada 10 células) de la muestra de médula ósea son células plasmáticas anormales.

Citometría de flujo

Esta prueba permite identificar células plasmáticas anormales en la médula ósea al detectar determinadas proteínas características en la superficie externa de las células. La citometría de flujo no siempre se realiza en el momento del diagnóstico, sino que puede realizarse después del tratamiento para detectar rastros de mieloma.

“Defienda sus intereses. Haga muchas preguntas, incluso las que tenga miedo de hacer. Tiene que asegurarse de tomar las mejores decisiones para su situación particular”.

FISH

Las pruebas de hibridación fluorescente *in situ* (FISH) buscan cambios anormales en los cromosomas de las células del mieloma.

Los cromosomas son largas cadenas de genes dentro de cada célula que transportan el ADN, el “manual de instrucciones” del cuerpo. Identificar cambios genéticos anormales en los cromosomas puede ayudar al equipo que le brinda tratamiento a comprender mejor su diagnóstico y pronóstico y a planificar con mayor precisión su tratamiento.

Los cambios genéticos anormales incluyen supresiones y adiciones en los cromosomas, así como también translocaciones (intercambio) de partes entre cromosomas. Estos cambios pueden alterar las funciones genéticas que afectan a las células del mieloma.

Para ello, la prueba FISH ayuda a determinar si el mieloma de una persona puede presentar un mayor riesgo de reaparecer rápidamente (recidiva) o de no mejorar durante el tratamiento (progresión).

Cómo afectan al mieloma los cambios anormales en los cromosomas

Los cromosomas están compuestos por genes que transportan el ADN, es decir, las instrucciones genéticas del organismo. Los cambios anormales en los cromosomas pueden alterar la función de un gen. Una anomalía puede hacer que los genes produzcan una cantidad excesiva o insuficiente de proteínas y, por ejemplo, dar lugar a enfermedades o dolencias.

Los cambios anormales que son importantes en el mieloma múltiple incluyen los siguientes:

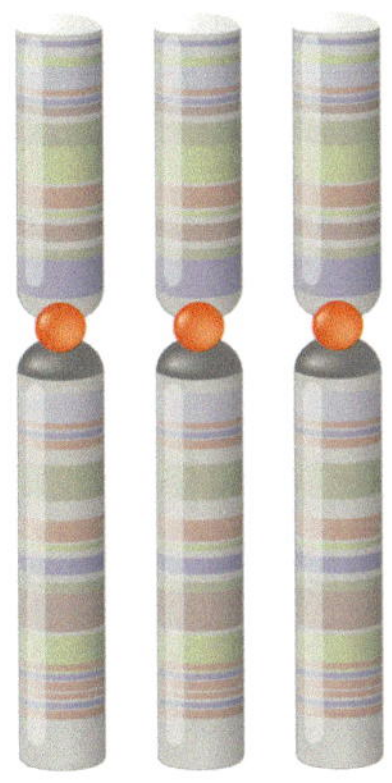

Trisomía
En general, los cromosomas se presentan de a pares. La trisomía se produce cuando una copia adicional de un cromosoma se une a un par normal, lo que da lugar a un conjunto de 3 cromosomas en una célula de mieloma. La trisomía se encuentra en aproximadamente la mitad de todas las personas con mieloma múltiple.

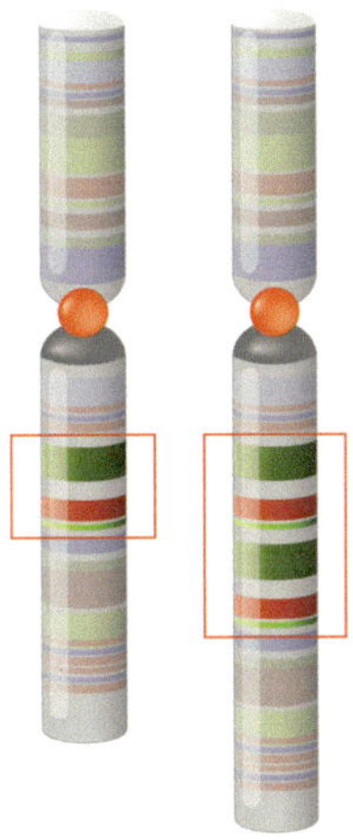

Duplicación/ amplificación
La duplicación se produce cuando se repite parte de un cromosoma o su totalidad. La amplificación se produce cuando esos genes se duplican varias veces. La amplificación de una parte del cromosoma 1 (1q21) se puede relacionar con un mieloma más agresivo.

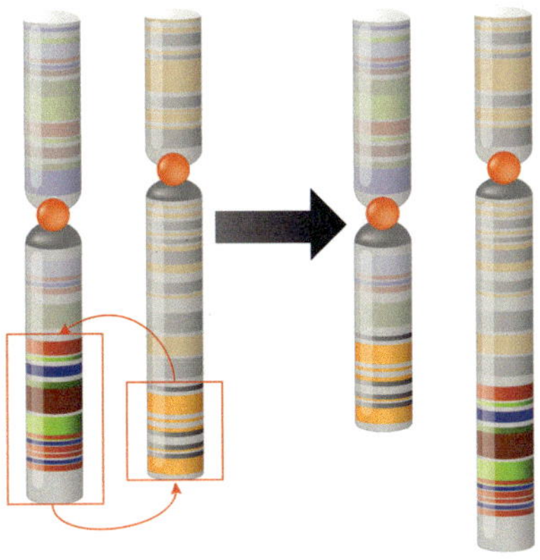

Translocación
La translocación se produce cuando parte de un cromosoma se desprende e intercambia el lugar con parte de otro cromosoma. Por ejemplo, una translocación entre parte del cromosoma 4 y parte del cromosoma 14 se asocia con el mieloma de alto riesgo.

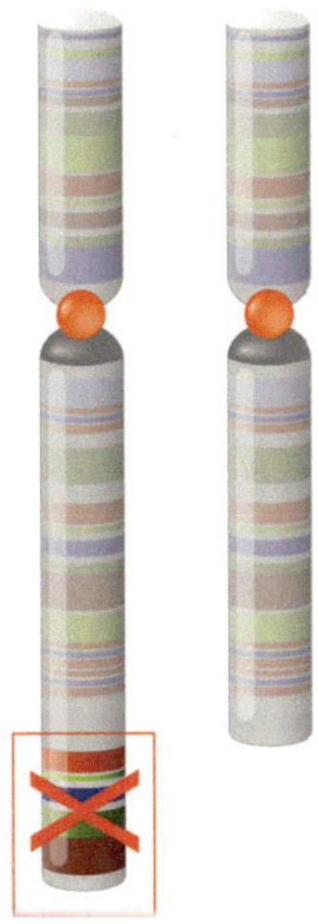

Supresión
Una supresión es la pérdida de parte de un cromosoma. Por ejemplo, la supresión total o parcial del cromosoma 17p puede indicar un mieloma más agresivo.

El alto riesgo se asocia a la presencia de cualquiera de los siguientes cambios anormales. El riesgo muy alto se asocia a la presencia de dos o más de estos cambios:

- Copias adicionales (duplicación/amplificación) o supresión de partes del cromosoma 1.
- Supresión total o parcial del cromosoma 17.
- Mutaciones del cromosoma 17.
- Translocación entre partes de los cromosomas 4 y 14.
- Translocación entre partes de los cromosomas 14 y 16.
- Translocación entre partes de los cromosomas 14 y 20.
- Translocación dentro del gen *MYC*.
- Nivel elevado de microglobulina beta 2.

Pruebas genéticas

Las pruebas genéticas utilizan una muestra de ADN de la biopsia de médula ósea para detectar mutaciones en determinados genes relacionados con el mieloma múltiple. Específicamente, una mutación en el gen *TP53* se asocia con un mieloma múltiple que crece más rápido, es más difícil de tratar y reaparece antes.

Estudios de diagnóstico por imágenes

En los estudios de diagnóstico por imágenes, se toman fotografías (imágenes) del interior del cuerpo. Las imágenes pueden indicar el tamaño, la ubicación y otras características del mieloma en sus huesos.

Dado que las células del mieloma pueden desarrollarse en el interior de cualquier hueso del cuerpo, es importante que se tomen imágenes de todo el cuerpo para no pasar por alto el diagnóstico. Tras el diagnóstico, el diagnóstico por imagen también puede mostrar la eficacia del tratamiento o si el mieloma está creciendo.

Exploración por TEP/TC

Los instrumentos de diagnóstico por imagen, como este aparato de TEP/TC, pueden mostrar lo que ocurre en el interior del cuerpo. Durante el estudio, se recostará sobre una mesa que se desplaza hacia el túnel del equipo de diagnóstico por imágenes. El equipo puede detectar incluso pequeñas cantidades de cáncer.

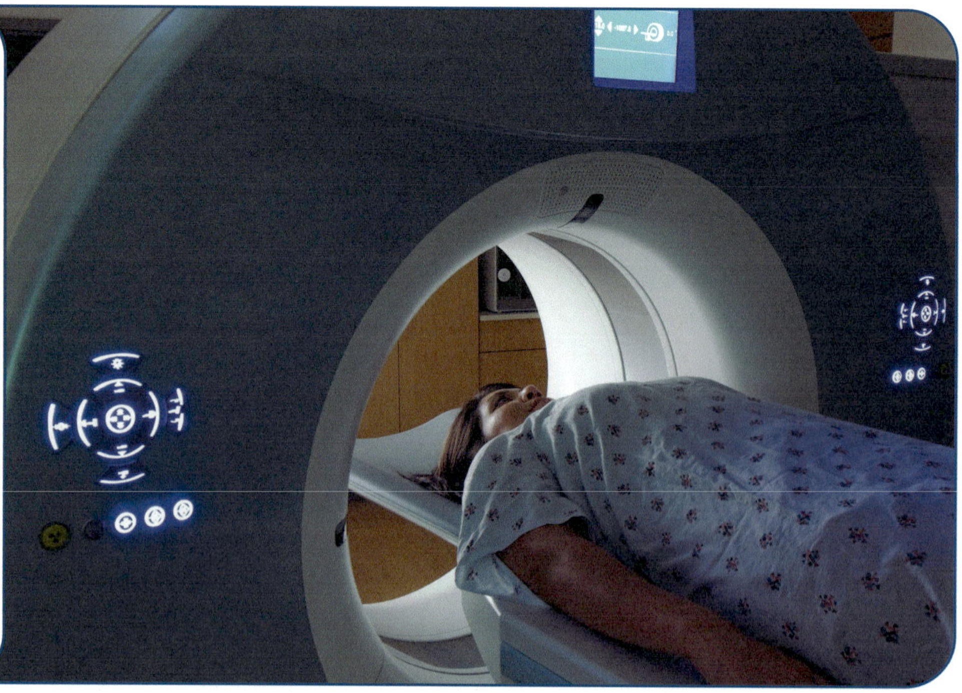

Los tipos de estudios de diagnóstico por imágenes de todo el cuerpo incluyen TEP/TC, TC de dosis baja, radiografías y RM:

Exploración por TEP/TC

La TEP y la TC son dos tipos de estudios de diagnóstico por imágenes. Estos estudios suelen realizarse al mismo tiempo. Cuando se utilizan en combinación, se denomina exploración por TEP/TC. También es posible realizar una TEP/RM.

Una exploración por TEP/TC de cuerpo entero es muy útil para mostrar dónde se localiza el mieloma activo en el cuerpo, tanto en los huesos como en otros lugares. Además, la parte de la TC de la TEP/TC puede ayudar a mostrar el daño óseo del mieloma. Dado que las lesiones óseas son frecuentes en las personas con mieloma múltiple, se recomienda encarecidamente realizar una prueba por imágenes, como una exploración por TEP/TC.

Para generar las imágenes, primero se le inyecta un radiomarcador en el cuerpo a través de una vena. El radiomarcador es absorbido por los tejidos corporales y metabolizado, y libera una pequeña cantidad de energía que detecta el equipo de TEP.

El radiomarcador hace que las células del mieloma parezcan más brillantes que otras partes del cuerpo en las imágenes. El radiomarcador más utilizado es la FDG. Los expertos de NCCN recomiendan utilizar la FDG cuando se realizan exploraciones por TEP/TC.

La FDG es una sustancia similar a la glucosa (azúcar). Si tiene diabetes, la exploración no puede realizarse si su nivel de azúcar en sangre es demasiado alto.

Exploración por TC de dosis baja

La TC toma muchas imágenes de una parte del cuerpo desde distintos ángulos utilizando rayos X. Una computadora combina todas las imágenes para obtener una serie de imágenes de sección transversal. La cantidad de radiación utilizada para este tipo de exploración es mucho menor que las dosis estándares de una exploración por TC.

Puede utilizarse una TC de cuerpo entero de dosis baja para comprobar si hay lesiones osteolíticas en todo el cuerpo. Las lesiones osteolíticas tienen el aspecto de orificios en el hueso. Estas lesiones pueden causar dolor, debilitar los huesos y provocar grietas y fracturas.

Exploración por TEP

La exploración por TEP resalta las zonas del cuerpo que tienen una actividad celular intensa, como el cerebro, los riñones y la vejiga. Las células cancerosas también son muy activas y también se destacan en la exploración por TEP.

Esta exploración por TEP (izquierda) muestra a un paciente con muchas zonas de mieloma en los huesos. Después del tratamiento con células T-CAR, las zonas afectadas por el mieloma casi desaparecen (derecha).

Imagen: National Cancer Institute

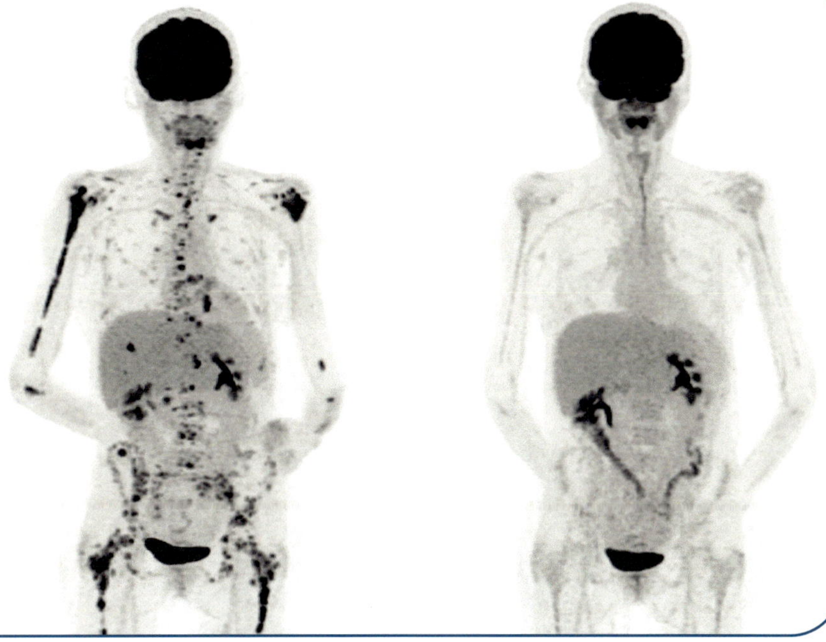

Examen óseo

En un examen óseo, se usan rayos X para tomar imágenes de todo el esqueleto en busca de huesos rotos o dañados.

Los exámenes óseos se reemplazaron en su mayor parte por las TEP/TC o TC de cuerpo entero de dosis baja, que muestran las lesiones óseas mucho mejor que las radiografías habituales. Sin embargo, puede que aún se realicen radiografías de cuerpo entero en algunos centros médicos si no se dispone de otros estudios de diagnóstico por imágenes.

RM

Una RM usa ondas de radio e imanes potentes para tomar fotografías del interior del cuerpo. Toma imágenes de los huesos y la médula ósea. Este tipo de imagen puede mostrar zonas anormales donde las células del mieloma hayan sustituido a la médula ósea.

> **"El mieloma es un cáncer para el que disponemos de muchas opciones de tratamiento. Si nos asociamos con especialistas en mieloma aptos para tomar decisiones de tratamiento inteligentes, podemos esperar vivir muchos años con calidad de vida".**

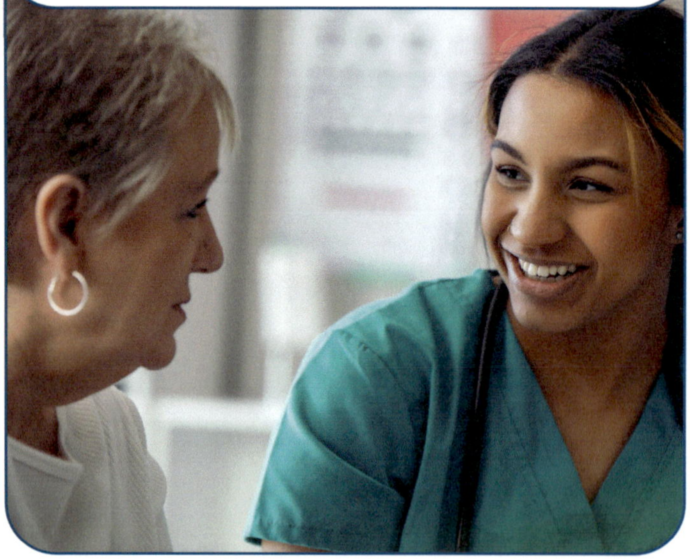

La RM es especialmente útil para diferenciar el mieloma múltiple del mieloma latente y para observar los tejidos blandos del cuerpo. También se utiliza para distinguir entre las fracturas óseas por mieloma y por osteoporosis.

Otras pruebas utilizadas en determinados casos

No todo el mundo necesita todas las pruebas. Estas pruebas sólo se utilizan en determinadas circunstancias:

Viscosidad sanguínea

La viscosidad sanguínea es un análisis que mide el espesor de la sangre. Tener muchas proteínas M en la sangre puede volverla muy espesa, una enfermedad poco frecuente denominada hiperviscosidad. La hiperviscosidad se asocia al mieloma que produce una mayor cantidad de inmunoglobulinas.

La hiperviscosidad puede provocar síntomas neurológicos, dolores de cabeza, problemas de visión, dificultad para respirar, hemorragias y daños en los riñones y otros órganos.

Ecocardiograma

Un ecocardiograma es una ecografía del corazón. Esta prueba se utiliza para ver la estructura del corazón y comprobar cómo bombea la sangre. A veces se realiza un ecocardiograma porque el mieloma múltiple y algunos de sus tratamientos pueden afectar la función cardíaca en algunas personas.

Biopsia de amiloidosis de cadenas ligeras

El amiloide de cadena ligera (o amiloide AL) es una proteína poco frecuente que se encuentra en personas con células plasmáticas anormales que producen cadenas ligeras plegadas de manera anormal. El amiloide AL puede recolectarse y acumularse en tejidos y órganos de todo el cuerpo. La acumulación de proteínas amiloides AL, denominada amiloidosis AL, puede dañar los órganos, especialmente el corazón y los riñones.

Las pruebas para detectar amiloidosis AL pueden realizarse con una muestra de médula ósea, del cuerpo adiposo (grasa de debajo de la piel del vientre) o de un órgano en el que sea probable que haya depósitos de amiloide.

Puntos clave

- Las pruebas oncológicas se utilizan para diagnosticar, planificar el tratamiento y comprobar qué tan bien funciona el tratamiento.
- Los análisis de sangre y de orina detectan signos de enfermedad.
- Para confirmar el mieloma, se analizan muestras de tejido y fluido de la médula ósea.
- Las células de mieloma pueden existir en el interior de cualquier hueso del cuerpo, por lo que el diagnóstico por imágenes se utiliza para explorar todo el cuerpo en busca de signos de la enfermedad.

Preguntas para hacer

- ¿Dónde voy para hacerme las pruebas? ¿Cuánto duran las pruebas? ¿Alguna de las pruebas es dolorosa?
- ¿Con qué frecuencia se equivocan estas pruebas?
- ¿Cuándo sabré los resultados y quién me los explicará?
- ¿Se conservará el tejido de mi biopsia para pruebas posteriores? ¿Puedo pedir que lo envíen a otro centro para realizar más pruebas?
- ¿Cómo puedo obtener una segunda opinión?

¿Cuál es el siguiente paso?

Después de todas estas pruebas, su médico hablará con usted, le explicará su diagnóstico y le comentará su plan de tratamiento. Puede pedirle a otro médico experto en mieloma que revise los resultados de sus pruebas y su plan de tratamiento. Esto se llama obtener una segunda opinión.

El siguiente capítulo ofrece una visión general de las muchas y diferentes opciones de tratamiento para el mieloma múltiple.

3

Tipos de tratamiento para el mieloma múltiple

Su equipo de atención médica puede recomendarle una terapia farmacológica como primera opción, seguida de un trasplante de células hematopoyéticas. Usted y su equipo colaborarán para determinar cuál es el mejor tratamiento en su caso.

En este capítulo, se explican muchos de los tratamientos disponibles para el mieloma múltiple. Es probable que reciba varios tratamientos diferentes. Consulte la **Guía 2**.

Otra forma de recibir tratamiento es participar en un ensayo clínico, lo que puede darle acceso a opciones de tratamiento más novedosas y la oportunidad de contribuir con la investigación científica.

También recibirá tratamiento para aliviar los síntomas del mieloma y los efectos secundarios de la terapia contra el mieloma.

Sepa que hay muchos tipos de tratamiento disponibles. Así que si una terapia no le funciona, puede probar con otra diferente. Sin embargo, ninguna persona que padece mieloma recibirá todos los tratamientos descritos en este capítulo.

Guía 2 Tratamientos habituales para detectar el mieloma múltiple
Terapia con varios fármacos
Trasplante de células hematopoyéticas (células madre)
Tratamiento complementario (disponible con cualquier tratamiento)

Terapia con varios fármacos

El primer tratamiento administrado para el mieloma múltiple suele consistir en una combinación de hasta 4 medicamentos, a veces denominada terapia cuádruple. Algunas personas con mala salud pueden empezar con un tratamiento de 2 o 3 fármacos y pasar a uno de 4 fármacos a medida que mejoran.

La terapia con varios fármacos suele incluir lo siguiente:

- Una terapia dirigida
- Un inmunomodulador
- Un anticuerpo monoclonal
- Un corticosteroide

Sin embargo, estos no son los únicos medicamentos para tratar el mieloma múltiple. Los distintos tipos de terapias tratan el mieloma de maneras diferentes. Consulte la **Guía 3**. Por ejemplo, le pueden administrar un fármaco quimioterapéutico, en lugar del inmunomodulador.

Todos los tratamientos que se mencionan en esta guía están recomendados y son adecuados. Cuando resulta útil, los expertos de NCCN también asignan un nivel de preferencia a sus recomendaciones de tratamientos farmacológicos sistémicos (para todo el cuerpo):

- Los **tratamientos preferidos** son los que cuentan con más pruebas de que podrían funcionar mejor y ser más seguros que otros.
- Los **otros tratamientos recomendados** pueden proporcionar resultados eficaces, pero puede haber menos pruebas, más efectos secundarios o es posible que no funcionen tan bien como los preferidos.
- **En algunos casos, hay tratamientos específicos** que funcionan mejor para individuos con determinadas características del cáncer o circunstancias de salud.

Guía 3
Medicamentos para tratar el mieloma múltiple

Nombre genérico	Nombre de la marca	Tipo de tratamiento
Bortezomib	Velcade	inhibidor del proteasoma
Carfilzomib	Kyprolis	inhibidor del proteasoma
Ixazomib	Ninlaro	inhibidor del proteasoma
Daratumumab	Darzalex	anticuerpo monoclonal
Daratumumab, hialuronidasa-fihj	Darzalex Faspro	anticuerpo monoclonal
Elotuzumab	Empliciti	anticuerpo monoclonal
Isatuximab-irfc	Sarclisa	anticuerpo monoclonal
Lenalidomida	Revlimid	inmunomodulador
Pomalidomida	Pomalyst	inmunomodulador
Talidomida	Talomid	inmunomodulador
Dexametasona	Decadron	esteroides
Bendamustina	Bendeka	quimioterapia
Cisplatino	Platinol	quimioterapia
Ciclofosfamida	Cytoxan	quimioterapia
Clorhidrato de doxorrubicina	Adriamycin	quimioterapia
Liposoma de clorhidrato de doxorrubicina	Doxil	quimioterapia
Etopósido	Etopophos	quimioterapia
Ciltacabtagene autoleucel	Carvykti	tratamiento con células T-CAR
Idecabtagene vicleucel	Abecma	tratamiento con células T-CAR
Belantamab mafodotin-blmf	Blenrep	conjugado anticuerpo-fármaco
Venetoclax	Venclexta	inhibidor de molécula pequeña
Selinexor	Xpovio	inhibidor de la exportación nuclear
Elranatamab-bcmm	Elrexfio	anticuerpo biespecífico
Linvoseltamab-gcpt	Lynozyfic	anticuerpo biespecífico
Talquetamab-tgvs	Talvey	anticuerpo biespecífico
Teclistamab-cqyv	Tecvayli	anticuerpo biespecífico

Sea cual sea la combinación de fármacos, el objetivo es controlar la enfermedad y mejorar los síntomas.

Después de la terapia con varios fármacos, puede someterse a un trasplante de células hematopoyéticas (células madre) u otra terapia. Sin embargo, no todas las personas con mieloma pueden someterse a un trasplante de células madre.

A continuación, se describen los distintos tipos de medicamentos utilizados en la terapia con varios fármacos; empecemos por la terapia dirigida:

Terapia dirigida

Los fármacos de la terapia dirigida reconocen características específicas de las células cancerosas para encontrarlas y atacarlas. Las opciones de terapia dirigida más frecuentes para tratar el mieloma son los inhibidores del proteasoma y los fármacos con anticuerpos, pero hay una gran variedad de medicamentos a disposición:

- Los **inhibidores del proteasoma** protegen una proteína que bloquea los proteasomas, que son mecanismos que ayudan a las células del mieloma a sobrevivir y crecer.
- Los **anticuerpos monoclonales** son anticuerpos artificiales que se adhieren a las proteínas de las células cancerosas. Los anticuerpos monoclonales invitan a otras células inmunitarias a atacar a las células cancerosas.
- Los **inhibidores de moléculas pequeñas** son fármacos cuyas moléculas son tan pequeñas que pueden penetrar en el interior de las células cancerosas. Una vez dentro, el fármaco se adhiere a las proteínas u otras moléculas e impide su funcionamiento, lo que permite la destrucción de la célula cancerosa. Este fármaco solo se utiliza cuando el mieloma ha reaparecido (recidivado) o es resistente (refractario). Refractario significa que no desaparece con el tratamiento actual.

Cómo funciona la terapia dirigida: un ejemplo

Los fármacos de la terapia dirigida actúan de diferentes maneras. Una forma es bloqueando un proceso que mantiene viva la célula del mieloma. Uno de esos procesos: proteasomas que eliminan las proteínas de desecho en las células del mieloma.

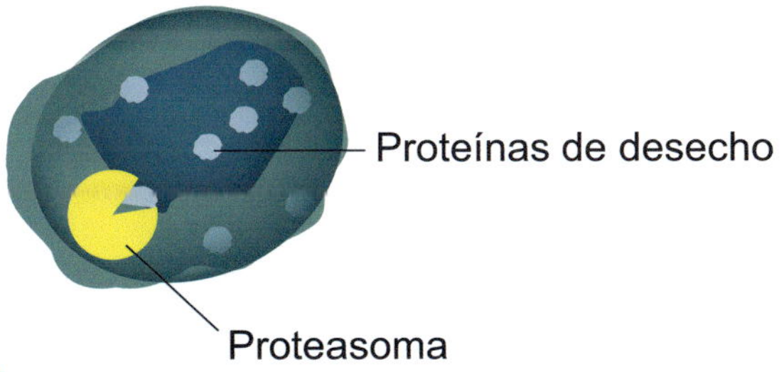

Un fármaco dirigido puede impedir que los proteasomas lleven a cabo este proceso. Si se detienen los proteasomas, las proteínas de desecho se acumulan en el interior de las células.

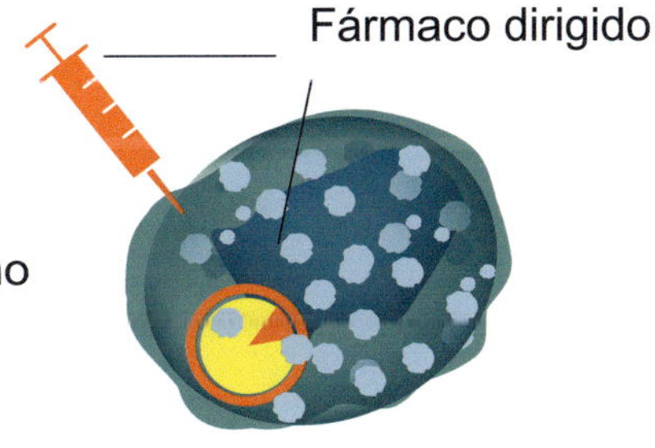

Con el tiempo, las células del mieloma se sobrecargan de proteínas de desecho y se autodestruyen.

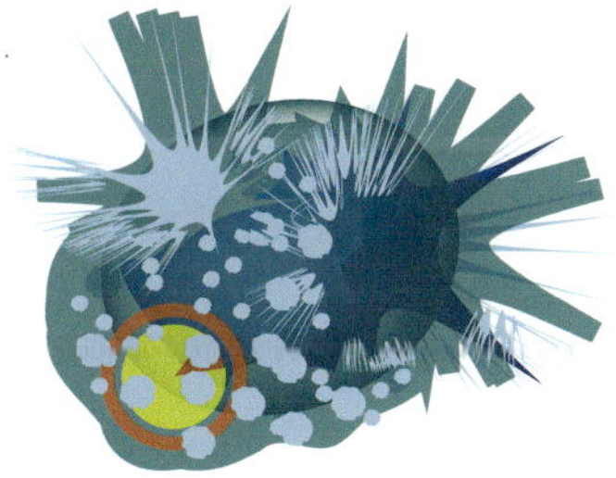

- Los **inhibidores de la exportación nuclear** impiden que las proteínas abandonen el núcleo de las células cancerosas, lo que evita su funcionamiento. Este fármaco también se utiliza únicamente para el mieloma múltiple recidivante o resistente.
- Los **anticuerpos biespecíficos** son fármacos que buscan dos objetivos. Un anticuerpo biespecífico puede unirse tanto a una célula T como a una célula de mieloma. Esto une las células para que la célula T pueda atacar y destruir directamente la célula de mieloma. En la actualidad, los anticuerpos biespecíficos no están disponibles hasta que se hayan probado primero otras terapias.
- Los **conjugados anticuerpo-fármaco** combinan dos fármacos en un medicamento. El primer fármaco es un anticuerpo monoclonal que localiza y se une a las células del mieloma. El segundo fármaco penetra en las células del mieloma, donde las destruye desde el interior hacia afuera. Los conjugados anticuerpo-fármaco solo pueden utilizarse en casos de mieloma múltiple en recidiva o resistente al tratamiento.

Efectos secundarios de la terapia dirigida

Un efecto secundario es una afección física o mental insalubre o desagradable a causa del tratamiento. Cualquier tratamiento contra el mieloma puede causar efectos secundarios.

Los efectos secundarios dependen del fármaco y de la dosis. Algunos tienen muchos efectos secundarios, mientras que otros presentan pocos. Algunos efectos secundarios son muy graves, mientras que otros pueden ser desagradables pero no de gravedad.

La mayor parte de los efectos secundarios aparecen poco después de iniciar el tratamiento y desaparecen después de finalizarlo. Otros duran mucho tiempo o pueden aparecer años más tarde.

Los efectos secundarios frecuentes de los medicamentos de la terapia dirigida incluyen somnolencia, debilidad, dolor de cabeza, escalofríos, pérdida del apetito, náuseas, vómitos, diarrea, estreñimiento y cansancio. Algunos de estos medicamentos también pueden reducir el nivel de minerales y electrolitos importantes en el organismo.

Los fármacos de la terapia dirigida también pueden reducir la cantidad de glóbulos rojos, glóbulos blancos o plaquetas en su cuerpo. Un recuento bajo de glóbulos blancos puede reducir la inmunidad y aumentar el riesgo de infección. Un recuento bajo de plaquetas puede aumentar el riesgo de hematomas y hemorragias.

Otros efectos secundarios frecuentes son los coágulos sanguíneos, la falta de aire, las erupciones cutáneas, el resfrío común, los dolores musculares, los problemas cardíacos, y entumecimiento u hormigueo en las manos o los pies (lo que se denomina neuropatía periférica).

Aquí no se describen todos los efectos secundarios de las distintas terapias dirigidas. Pida la lista completa de efectos secundarios comunes e infrecuentes a su equipo de tratamiento.

Si un efecto secundario le causa molestias, dígaselo a un miembro de su equipo de tratamiento. Puede haber formas de ayudar a que se sienta mejor. También hay formas de prevenir algunos efectos secundarios.

Inmunomoduladores

Los fármacos inmunomoduladores, a menudo denominados inmunomoduladores, tratan el mieloma múltiple de varias formas diferentes.

Los inmunomoduladores pueden hacer lo siguiente:

- Atacar proteínas específicas dentro de las células del mieloma para provocar su muerte.
- Detener el crecimiento de los tumores del mieloma al cortar su suministro sanguíneo.
- Potenciar la respuesta inmunitaria del organismo para que sea más eficaz a la hora de detectar y destruir las células del mieloma.

Los inmunomoduladores son fármacos orales que suelen recetarse durante muchos meses o incluso años.

Efectos secundarios de los inmunomoduladores
Los diferentes inmunomoduladores causan diferentes efectos secundarios. Entre ellos, se incluyen somnolencia, cansancio, estreñimiento, diarrea, erupciones cutáneas, recuentos bajos de células sanguíneas, coágulos sanguíneos graves y neuropatía periférica.

Los inmunomoduladores también pueden provocar malformaciones congénitas, por lo que hay que evitar quedar embarazada, ofrecerse como donante de esperma o dejar embarazada a otra persona mientras se usan.

Esteroides

Los corticosteroides (a menudo llamados simplemente esteroides) se utilizan para aliviar la hinchazón y la inflamación. Algunos esteroides también tienen efectos anticancerígenos. Los corticoides suelen utilizarse con quimioterapia, terapia dirigida o ambas para tratar el mieloma. Los esteroides pueden administrarse en forma de pastilla, líquido o inyección intravenosa.

Efectos secundarios de los esteroides
Los efectos secundarios habituales de los esteroides son sensación de hambre, problemas para dormir, cicatrización lenta de las heridas, malestar estomacal e hinchazón de tobillos, pies y manos. Los esteroides también pueden aumentar significativamente los niveles de azúcar en sangre. Los cambios de humor pueden producirse de un día para el otro.

Cuando se utilizan durante mucho tiempo, los esteroides pueden provocar debilitamiento de los huesos, afinamiento de la piel, hematomas y mayor riesgo de diabetes, cataratas, úlceras e infecciones.

La mayoría de los efectos secundarios de los esteroides desaparecen cuando se dejan de tomar.

Quimioterapia

La quimioterapia (o quimio) es un tratamiento farmacológico que destruye las células de crecimiento rápido en todo el cuerpo. Las células cancerosas son células de crecimiento rápido, pero algunas células normales también lo son.

Los distintos tipos de medicamentos de quimioterapia actúan de formas diferentes para destruir las células cancerosas o impedir que se produzcan otras nuevas. Muchos fármacos quimioterapéuticos son líquidos que se inyectan lentamente en una vena (infusión intravenosa) o de manera subcutánea (bajo la piel). Algunos son pastillas que se tragan. Los fármacos se trasladan por el torrente sanguíneo para tratar el cáncer en todo el cuerpo.

La quimioterapia se administra en ciclos. Un ciclo consiste en días de tratamiento seguidos de días de descanso. Esto permite que el cuerpo se recupere antes del próximo ciclo. La duración de los ciclos varía según los fármacos que se utilicen. A menudo, los ciclos duran 14, 21 o 28 días. La cantidad de días de tratamiento por ciclo y la cantidad total de ciclos que se administran también varían según la quimioterapia que se utilice y del plan de tratamiento general.

Efectos secundarios de la quimioterapia

Al igual que otras terapias, los efectos secundarios de la quimioterapia dependen de muchos factores. Entre ellos, se incluyen el fármaco, la dosis y la persona.

Los distintos tratamientos para el mieloma causan diferentes efectos secundarios. Algunos efectos secundarios son más frecuentes que otros. Pero no todos los pacientes tienen los mismos efectos secundarios con el mismo medicamento.

En general, los efectos secundarios de la quimioterapia son causados por el medicamento que ataca a las células normales, en especial en lugares donde las células normales crecen rápidamente, como en la médula ósea y el tracto intestinal.

Algunas quimioterapias utilizadas para tratar el mieloma pueden causar náuseas, vómitos, diarrea, llagas en la boca, pérdida de apetito, caída del cabello y recuento bajo de células sanguíneas. También es frecuente sentirse muy cansado (cansancio) o débil.

Aquí no se describen todos los efectos secundarios de la quimioterapia. No olvide pedir a su equipo de tratamiento una lista completa de los efectos secundarios frecuentes y poco frecuentes de los medicamentos que va a recibir.

Si un efecto secundario le causa molestias, dígaselo al equipo de tratamiento. Puede haber formas de ayudar a que se sienta mejor. También hay formas de prevenir algunos efectos secundarios. Su médico también puede ajustar

La atención del mieloma requiere de un equipo

El tratamiento del mieloma múltiple requiere un abordaje en equipo. Los miembros de su equipo deben comunicarse entre sí y trabajar juntos para aportar los mejores conocimientos de cada especialidad. Esto se llama atención multidisciplinaria.

Su equipo multidisciplinario está formado por varios especialistas en cáncer y profesionales sanitarios. Por ejemplo:

El oncólogo médico trata el cáncer mediante terapias farmacológicas, como quimioterapia e inmunoterapia. Con frecuencia, el oncólogo médico es quien coordinará su atención con otros miembros del equipo. De no ser así, pregunte quién coordinará su atención.

El radiooncólogo prescribe y planifica la radioterapia.

El radiólogo intervencionista utiliza herramientas guiadas por imágenes para realizar técnicas mínimamente invasivas con el fin de diagnosticar o tratar enfermedades.

El radiólogo especializado en diagnóstico lee los resultados de las exploraciones por TEP/TC y otros estudios de diagnóstico por imágenes.

El cirujano ortopédico trata las fracturas de las vértebras y otros huesos.

Su médico de cabecera se ocupa de la atención médica no relacionada con el cáncer. Puede ayudarlo a expresarle al equipo de atención su opinión con respecto a los tratamientos.

el plan de tratamiento para satisfacer sus necesidades específicas y reacciones físicas.

Trasplante de células hematopoyéticas

El cáncer y su tratamiento, en especial, cuando se utiliza en dosis elevadas, pueden dañar y destruir las células de la médula ósea. El trasplante de células hematopoyéticas reemplaza las células dañadas o destruidas por células madre sanguíneas sanas. También se denomina trasplante de células madre o de médula ósea.

Las células madre sanguíneas sanas suelen proceder de la propia sangre del paciente. Una célula madre sanguínea es un tipo especial de célula que puede transformarse en cualquier tipo de célula sanguínea. Tras un trasplante de células madre, las células madre sanguíneas sanas hacen crecer nuevas células sanguíneas y médula ósea.

Los trasplantes de células madre son un tratamiento habitual contra el mieloma múltiple, pero no sirven para todo el mundo. El trasplante de células hematopoyéticas es un tratamiento intenso. El proceso de trasplante puede durar varias semanas y la recuperación se prolonga durante varios meses.

Cómo se realiza un trasplante de células hematopoyéticas

En primer lugar, recibirá inyecciones que aumentarán la cantidad de células madre sanguíneas en su cuerpo. Luego, se extraen (recolectan) las células madre sanguíneas de la sangre.

En segundo lugar, las células madre sanguíneas recolectadas se concentran y se congelan para su conservación. Mientras tanto, recibirá quimioterapia de dosis alta para destruir cualquier célula de mieloma que quede en la médula ósea.

Por último, las células madre sanguíneas se devuelven (se reinfunden) al organismo, donde generarán nuevas células sanguíneas sanas en la médula ósea.

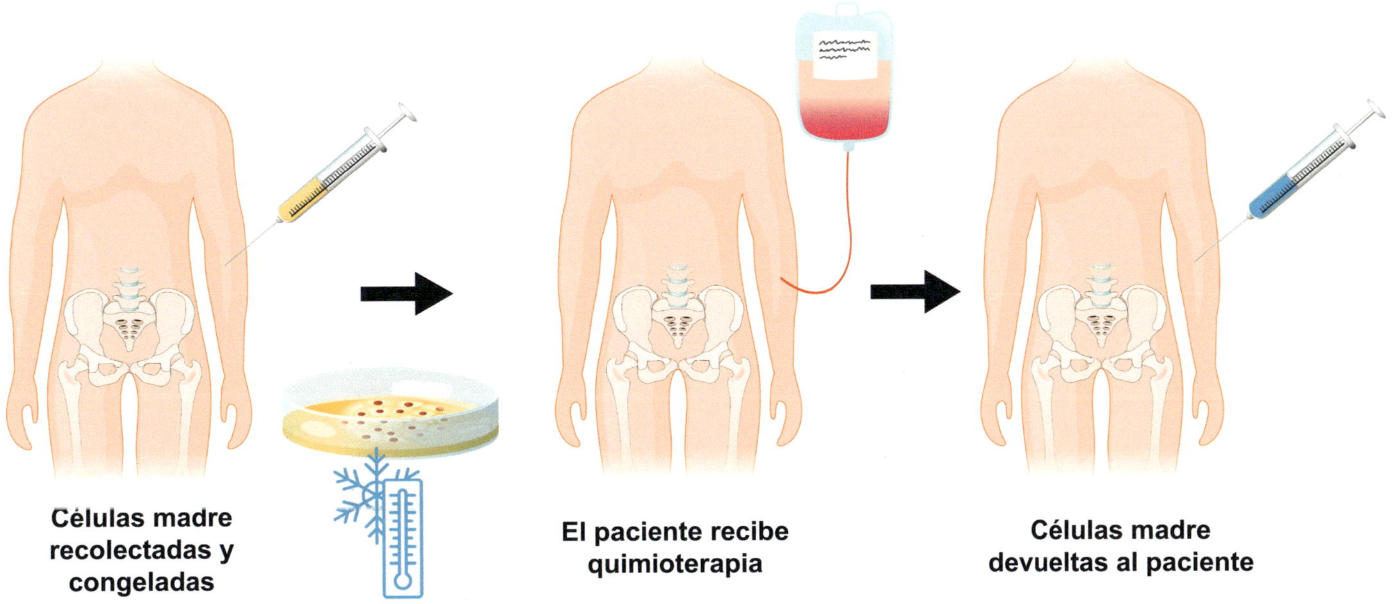

Su equipo de tratamiento tendrá en cuenta muchos factores a la hora de decidir si puede beneficiarse de este procedimiento. Algunos de estos factores incluyen el estado físico, el estado de salud, la función de los órganos vitales, la etapa del cáncer, los tratamientos anteriores, otras enfermedades, los cuidados de apoyo disponibles y otros factores, como los objetivos y deseos del paciente.

A continuación, se describe paso a paso el trasplante de células hematopoyéticas (células madre):

Recolección de células madre sanguíneas

El primer paso consiste en recoger las células madre sanguíneas. Antes, se le administrarán inyecciones de factores de crecimiento que aumentarán la cantidad de células madre sanguíneas en el cuerpo.

El procedimiento principal se denomina aféresis, que utiliza una máquina especial para extraer células madre del torrente sanguíneo. Es posible que su médico le coloque un catéter especial en una vena para recolectar las células madre. Algunas personas necesitan varios procedimientos de aféresis para obtener suficientes células madre sanguíneas.

Las células madre sanguíneas suelen congelarse y almacenarse hasta que se necesitan. Su médico o equipo médico pueden recomendarle la recolección de células adicionales para un segundo trasplante en el futuro si su mieloma reaparece.

Quimioterapia de dosis alta

El siguiente paso es recibir la quimioterapia de dosis alta. La quimioterapia destruye las células del mieloma presentes en la médula ósea. Pero también destruye las células normales de la médula. Esto debilita enormemente el sistema inmunitario y deja al paciente muy vulnerable a las infecciones.

Recibirá antibióticos y tomará otras precauciones para evitar infecciones durante las próximas semanas. Algunos centros pueden pedirle que permanezca en el hospital durante esta parte de la recuperación.

Reemplazo de las células madre sanguíneas

Uno o dos días después de la quimioterapia, se le realizará una transfusión para reintroducir las células madre sanguíneas en el organismo. Una transfusión es una inyección lenta en una vena grande. Este proceso puede demorar varias horas.

Las células madre sanguíneas trasplantadas llegarán rápidamente hasta la médula ósea y comenzarán a asentarse y a crecer. Esto se denomina incorporación del injerto. Por lo general, las células sanguíneas y la médula ósea tardan entre 2 y 4 semanas en volver a los niveles mínimos de seguridad.

Hasta entonces, tendrá poca o ninguna defensa inmunitaria. Las células sanguíneas pueden tardar semanas o meses en recuperarse por completo para que su sistema inmunitario vuelva a la normalidad. Mientras crecen las nuevas células madre sanguíneas, se le administrarán transfusiones de plaquetas y glóbulos rojos para restablecer y mantener el recuento sanguíneo.

En algunos centros, las personas pueden recibir un trasplante de células madre como procedimiento ambulatorio, por lo que pueden volver a casa el mismo día. Pero seguirán acudiendo a la clínica casi todos los días durante unas 2 semanas mientras se recuperan.

Efectos secundarios del trasplante de células hematopoyéticas
La quimioterapia de dosis alta puede provocar náuseas, vómitos, diarrea, caída del cabello, pérdida de apetito y llagas en la boca.

Es probable que sienta cansancio y debilidad después del trasplante, y mientras espera que crezcan las nuevas células madre sanguíneas en la médula ósea. Esta sensación de debilidad y malestar también podría durar varias semanas después de volver a su casa.

Tratamiento con células T-CAR

El tratamiento con células T con receptores de antígenos quiméricos (CAR) es un tratamiento elaborado a partir de células T, normalmente las del mismo paciente. Una célula T es un tipo de glóbulo blanco que persigue y destruye las células cancerosas, las células infectadas y otras células dañadas.

El tratamiento con células T-CAR es un tratamiento intenso que solo se administra después de haber probado otros tratamientos. Para obtener más información sobre el tratamiento con células T-CAR, consulte el *Capítulo 6: Tratamiento de la progresión y la recidiva*.

Cirugía

La cirugía es una operación para extirpar o reparar una parte del cuerpo. Rara vez se utiliza para tratar el mieloma múltiple. Pero los procedimientos quirúrgicos mínimamente invasivos pueden utilizarse en algunos casos para fijar fracturas en los huesos o estabilizar fracturas en las vértebras que puedan estar afectando a la médula espinal.

Radioterapia

La radioterapia implica el uso de un equipo grande que envía rayos con una energía alta hacia una zona específica de células cancerosas en el organismo. Esto elimina las células cancerosas o evita que se formen células nuevas.

En el caso del mieloma, la radioterapia se utiliza con mayor frecuencia para tratar una zona dolorosa de daño óseo, un plasmocitoma que está causando dolor (tratamiento paliativo) o un hueso que puede romperse.

La radioterapia también se usa a veces como el único tratamiento contra un plasmocitoma solitario (una masa única de células de mieloma).

La radiación que trata el cáncer en sí requiere una serie de tratamientos que duran varias semanas. La radioterapia para aliviar el dolor implica tratamientos diarios durante varios días.

Efectos secundarios de la radioterapia
Los efectos secundarios de la radioterapia dependen de la dosis, la duración del tratamiento y la parte del cuerpo que recibe la radiación.

Los pacientes que reciben un tratamiento breve para aliviar el dolor pueden no tener efectos secundarios, salvo enrojecimiento de la piel o ligera irritación en la zona tratada.

Ensayo clínico

Participar en un ensayo clínico es otra forma de obtener tratamiento.

Un ensayo clínico es un tipo de estudio de investigación médica. Después de desarrollar y analizar en un laboratorio nuevas formas posibles de combatir el cáncer, es necesario estudiarlas en las personas. Si en un ensayo clínico se determina que un medicamento, un dispositivo o un método de tratamiento es seguro y eficaz, es posible que lo apruebe la Administración de Alimentos y Medicamentos de los Estados Unidos (FDA).

Todas las personas con cáncer deben considerar atentamente todas las opciones de tratamiento que existen para tratar su tipo de cáncer, incluidos los tratamientos habituales y los ensayos clínicos. Converse con su médico para evaluar si tiene sentido participar en un ensayo clínico.

Fases

La mayoría de los ensayos clínicos se centran en el tratamiento y se realizan por fases.

- En los ensayos de **fase 1**, se estudian la seguridad y los efectos secundarios de un fármaco en investigación o un método de tratamiento.
- En los ensayos de **fase 2**, se evalúa el grado en que un fármaco o método actúa contra un tipo de cáncer específico.
- En los ensayos de **fase 3**, se evalúa el fármaco o el método en comparación con el tratamiento habitual. Si los resultados son buenos, puede ser aprobado por la FDA.
- En los ensayos de **fase 4**, se estudian la seguridad y el beneficio de un tratamiento aprobado por la FDA.

Dónde buscar ensayos clínicos

En los Estados Unidos

Centros oncológicos de NCCN
NCCN.org/cancercenters

The National Cancer Institute (NCI)
cancer.gov/about-cancer/treatment/clinical-trials/search

En el mundo

The U.S. National Library of Medicine (NLM)
clinicaltrials.gov/

¿Necesita ayuda para buscar un ensayo clínico?

Servicio de Información de Cáncer (Cancer Information Service, CIS) del NCI
+1 800.4.CANCER (+1 800.422.6237)
cancer.gov/contact

¿Quién puede inscribirse?

Depende de las normas del ensayo clínico, denominadas criterios de elegibilidad. Las normas pueden referirse a la edad, el tipo y el estadio del cáncer, los antecedentes de tratamiento o el estado de salud general. Estos garantizan que los participantes se asemejen en formas específicas y que el ensayo sea lo más seguro posible para los participantes.

Consentimiento informado

Un equipo de investigación administra los ensayos clínicos. Este grupo de expertos revisará el estudio con usted en detalle, incluidos el propósito, y los riesgos y beneficios de participar.

Toda esta información también se proporciona en un formulario de consentimiento informado. Lea el formulario detenidamente y haga preguntas antes de firmarlo. Tómese el tiempo que necesite para conversar con personas de su confianza. Tenga en cuenta que puede dejar el ensayo clínico y recibir un tratamiento fuera del ensayo clínico en cualquier momento.

¿Recibiré un placebo?

Los placebos (versiones inactivas de medicamentos reales) casi nunca se usan solos en los ensayos clínicos sobre el cáncer. Es posible recibir un placebo con el tratamiento habitual o un medicamento nuevo con el tratamiento estándar. Antes de inscribirse, se le informará, verbalmente y por escrito, si el ensayo clínico tiene previsto el uso de un placebo.

¿Los ensayos clínicos son gratuitos?

No tiene que pagar nada para inscribirse en un ensayo clínico. El patrocinador del estudio paga los costos relacionados con la investigación, incluido el fármaco del estudio. Pero es posible que tenga que pagar otros servicios, como transporte o servicios de cuidado infantil, debido a las consultas adicionales. Durante el ensayo, continuará recibiendo la atención habitual contra el cáncer. Este tipo de atención a menudo está cubierta por el seguro.

¡Nos interesan sus comentarios!

Nuestro objetivo es brindar información útil y fácil de entender sobre el cáncer. Realice nuestra encuesta para decirnos qué hicimos bien y qué podríamos mejorar.
NCCN.org/patients/feedback

Sus objetivos de tratamiento

El mieloma y la situación de vida de cada persona son diferentes. A continuación, le ofrecemos una autoevaluación paso a paso que le permitirá pensar en lo que más le importa, para que pueda hablar con sus médicos y su equipo de atención médica sobre sus objetivos para el tratamiento.

Paso 1: Comprender qué es la toma de decisiones compartida

Su médico es el experto en mieloma y sus tratamientos. Usted es el experto en **usted**: su cuerpo, sus valores y sus prioridades en la vida. Trabajar en conjunto con sus médicos y su equipo de atención médica ayuda a elaborar un plan que se adapte tanto a sus necesidades médicas como a sus objetivos personales. Esto se denomina toma de decisiones compartida.

Paso 2: Conocer qué es lo más importante para usted

A continuación, encontrará ejemplos de objetivos de tratamiento frecuentes. Marque (✓) los que sean importantes para usted o añada propios en los espacios en blanco.

Paso 3: Preguntas para hacerle a su equipo de atención médica

Utilice las preguntas que se incluyen al final de cada capítulo de esta guía para iniciar conversaciones con sus médicos y su equipo de atención médica.

Paso 4: Revisión y repaso de sus objetivos

Sus objetivos pueden cambiar con el tiempo a medida que su tratamiento y sus circunstancias vitales evolucionan. Revise esta autoevaluación periódicamente y comparta las actualizaciones con su equipo de atención médica.

Sus objetivos de salud y de tratamiento

- ☐ Eliminar todo el mieloma, o tanto como sea posible.
- ☐ Prevenir o controlar síntomas como el dolor, la fatiga o las náuseas.
- ☐ Vivir el mayor tiempo posible **y con la mejor calidad de vida** posible.
- ☐ Prevenir que el mieloma vuelva a aparecer.
- ☐ Controlar los efectos secundarios del tratamiento.
- ☐ Conservar mi capacidad para tener opciones de tratamiento en el futuro (como el trasplante de células madre).

Sus objetivos de calidad de vida

- ☐ Continuar con mis actividades diarias, mi trabajo o mi educación.
- ☐ Pasar tiempo de calidad con mi familia y amigos.
- ☐ Gestionar el gasto económico del tratamiento.
- ☐ Mantener mi independencia y movilidad.
- ☐ Cuidar de mi bienestar emocional y mental.
- ☐ Tener información y participar en todas las decisiones relacionadas con el tratamiento.

Agregue otros objetivos e inquietudes personales

- ☐ ____________________
- ☐ ____________________
- ☐ ____________________

Sin ensayos clínicos, nuestro tratamiento no cambiaría. Sería siempre el mismo. Algunos se refieren a los ensayos clínicos como una forma de recibir hoy el mejor tratamiento de mañana".

Puntos clave

- Existen muchos tipos de tratamiento para el mieloma. Si una terapia no le funciona, puede probar con otra diferente.
- La terapia con varios fármacos, una combinación de varios medicamentos diferentes, suele ser el primer tratamiento que se administra para el mieloma múltiple.
- Un trasplante de células hematopoyéticas (células madre) suele seguir a una terapia con varios fármacos.
- El trasplante de células madre sustituye las células dañadas o enfermas de la médula ósea por células madre sanguíneas sanas.
- Un ensayo clínico estudia un tratamiento en investigación para determinar si es seguro y efectivo.

Preguntas para hacer

- ¿Está sugiriendo opciones de tratamiento de NCCN Guidelines, o ha modificado el enfoque del tratamiento en mi situación?
- ¿De qué manera repercuten en mis opciones mi edad, mi estado de salud general y otros factores?
- ¿Tengo mejores posibilidades con una alternativa que con otra? ¿Consume menos tiempo? ¿Es más económica?
- ¿Qué efectos secundarios van a tener estos tratamientos y cómo van a afectar mi funcionamiento diario y mi calidad de vida?
- ¿Hay algún ensayo clínico que pueda adaptarse a mi situación?

¿Cuál es el siguiente paso?

En este capítulo se ha ofrecido una visión general de las numerosas opciones de tratamiento disponibles para el mieloma múltiple. En el siguiente capítulo, se explica el tratamiento primario, es decir, el primer tratamiento que recibirá para intentar eliminar el mieloma de su organismo.

4

Tratamiento primario para el mieloma múltiple

En el capítulo anterior, se analizaron las posibles numerosas opciones de tratamiento del mieloma múltiple. En este capítulo, se explica cómo empezará el proceso de tratamiento para usted.

El tratamiento primario es el tratamiento principal que se utiliza para eliminar el cáncer del cuerpo. El tratamiento primario es diferente para cada uno de los 3 tipos de mieloma múltiple:

- El **mieloma múltiple activo (o sintomático)** provoca síntomas y afecta los órganos. El mieloma que causa síntomas debe tratarse.
- El **plasmocitoma solitario** consiste en una masa única de células de mieloma en el hueso o el tejido blando. A menudo, provoca dolores óseos o fracturas. El plasmocitoma solitario requiere tratamiento en la zona afectada.
- El **mieloma latente** no está activo, no causa síntomas ni problemas orgánicos y, a menudo, no necesita tratamiento.

Hablaremos primero del tratamiento primario del mieloma múltiple activo. Más adelante en este capítulo hablaremos del tratamiento del plasmocitoma solitario y del mieloma latente.

Mieloma múltiple activo

Se habla de mieloma múltiple activo cuando las células del mieloma se encuentran en muchos lugares de la médula ósea (al menos en más de 1 sitio). También se denomina mieloma múltiple sintomático porque puede causar muchos síntomas, como lesiones óseas y daños en los órganos.

Es necesario tratar el mieloma múltiple activo. Existen muchos tratamientos buenos contra el mieloma activo, y continuamente se están desarrollando otros nuevos. El tratamiento se centra en combatir el cáncer y también en aliviar los síntomas. Su tratamiento específico dependerá de la extensión o la agresividad del mieloma, su estado de salud, los síntomas relacionados y otras consideraciones.

Su equipo de tratamiento probará primero la terapia que haya demostrado tener más probabilidades de éxito en personas con un mieloma como el suyo. Esto se denomina tratamiento primario. Si el tratamiento primario no detiene ni ralentiza el mieloma, puede someterse a otro tratamiento.

Tratamiento primario

El tratamiento primario del mieloma múltiple activo suele incluir varios tratamientos administrados al mismo tiempo: terapia con varios fármacos, terapia de desarrollo óseo y tratamiento complementario.

- La **terapia con varios fármacos** es el tratamiento primario habitual para atacar y destruir las células del mieloma. Es frecuente combinar 3 o 4 fármacos diferentes. Esta combinación puede incluir una terapia dirigida, un inmunomodulador, un fármaco de anticuerpo monoclonal y un esteroide. Las personas que no pueden tomar una combinación de 3 o 4 fármacos pueden empezar con 2 medicamentos.

Guía 4
Opciones frecuentes de combinaciones de varios fármacos para el tratamiento primario

Combinaciones preferidas	
Con trasplante de células hematopoyéticas	Daratumumab, lenalidomida, bortezomib, dexametasona
	Isatuximab-irfc, bortezomib, lenalidomida, dexametasona
Sin trasplante de células hematopoyéticas	Daratumumab, lenalidomida, dexametasona
	Daratumumab, bortezomib, lenalidomida, dexametasona
	Isatuximab-irfc, bortezomib, lenalidomida, dexametasona
Otras combinaciones recomendadas	
Con trasplante de células hematopoyéticas	Bortezomib, lenalidomida, dexametasona
	Carfilzomib, lenalidomida, dexametasona
	Daratumumab, carfilzomib, lenalidomida, dexametasona
	Isatuximab-irfc, carfilzomib, lenalidomida, dexametasona
Sin trasplante de células hematopoyéticas	Bortezomib, lenalidomida, dexametasona
	Carfilzomib, lenalidomida, dexametasona
	Isatuximab-irfc, lenalidomida, dexametasona

- La **terapia de desarrollo óseo** fortalece los huesos y los protege de daños, que son muy frecuentes en las personas con mieloma múltiple. Los tratamientos recomendados son los bifosfonatos o el denosumab. Debe visitar al dentista antes de comenzar cualquier terapia para fortalecer los huesos, ya que estas pueden causar efectos secundarios importantes en personas con factores de riesgo dental, como infecciones dentales, enfermedades de las encías o cirugía oral reciente.
- El **tratamiento complementario** puede aliviar los síntomas del mieloma y los efectos secundarios de su tratamiento. El tratamiento se basa en los síntomas y efectos secundarios que presente. Por ejemplo, puede recibir radioterapia para reducir el dolor óseo. O, si está tomando medicamentos que pueden provocar coágulos sanguíneos, es posible que le administren anticoagulantes para reducir las probabilidades de que se forme un coágulo.

El tratamiento primario, incluida la elección de los fármacos y la cantidad de ciclos de tratamiento, depende de si el trasplante de células hematopoyéticas podría formar parte de su plan de tratamiento.

Las combinaciones preferidas de múltiples fármacos, así como otras combinaciones recomendadas para el tratamiento primario, se mencionan en la **Guía 4**.

Pruebas para el trasplante de células hematopoyéticas

Dado que un trasplante de células hematopoyéticas puede ser una parte importante del plan de tratamiento, las pruebas para saber si puede someterse al procedimiento se realizan poco después de iniciar el tratamiento primario.

El trasplante propiamente dicho, que usualmente incluye quimioterapia de dosis alta, suele realizarse poco después de finalizar el tratamiento primario.

Pruebas de seguimiento

Las pruebas de seguimiento permiten a su equipo médico saber si el tratamiento primario está funcionando. Muchas de las pruebas que se realizan para el seguimiento son las mismas que se usan para diagnosticar el mieloma.

Entre las pruebas de seguimiento habituales, se encuentran las siguientes:

- Análisis de sangre como hemograma con diferencial y perfil metabólico
- Valoración de las cadenas ligeras libres
- Análisis de inmunoglobulinas y proteínas M en sangre
- Análisis de proteínas y cadenas ligeras en la orina
- Imágenes de todo el cuerpo con exploración por TEP/TC, TC de dosis baja o RM

Las pruebas de seguimiento indican si el tratamiento ha tenido efecto en el cáncer. Esto se denomina respuesta al tratamiento.

Respuesta al tratamiento

Una respuesta al tratamiento es una mejoría mensurable provocada por el tratamiento. Consulte la **Guía 5**. La respuesta se define según la eficacia con la que el tratamiento destruye las células del mieloma o reduce las lesiones óseas. Los síntomas también suelen mejorar con la respuesta al tratamiento.

La respuesta de su mieloma al tratamiento primario puede determinar el siguiente paso. Puede indicar que usted está listo para recibir un trasplante de células madre o una terapia de mantenimiento.

Si su mieloma no responde al tratamiento, se ha convertido en una enfermedad progresiva. Consulte el *Capítulo 6: Tratamiento de la progresión y la recidiva*.

Trasplante de células hematopoyéticas

El tratamiento del mieloma activo puede incluir o no un trasplante de células hematopoyéticas (células madre).

El trasplante de células madre no es una opción de tratamiento para todo el mundo. Este tratamiento destruye las células de la médula ósea con quimioterapia y luego las sustituye por células madre sanguíneas sanas. Su equipo médico tendrá en cuenta una serie de factores para decidir si constituye una opción adecuada para usted.

Si su médico considera que usted va a someterse a un trasplante de células madre, entonces se le extraerán (cosecharán) las células madre sanguíneas al cabo de 4 a 6 ciclos de tratamiento primario, cuando la cantidad de células del mieloma sea bajo.

Recolectar células madre sanguíneas cuando esté preparado, pero retrasar el trasplante hasta que lo necesite, también puede ser una opción. O, si es posible que se someta a un segundo trasplante como tratamiento posterior, se deben extraer suficientes células madre sanguíneas para 2 trasplantes.

Después del trasplante, se le realizarán pruebas de seguimiento para comprobar cómo ha funcionado el tratamiento. Las pruebas para medir la concentración de proteínas M en la sangre y la orina deben realizarse al menos cada 3 meses.

Si el mieloma responde al trasplante y el nivel de proteínas M disminuye de manera considerable o desaparece por completo, se habrá alcanzado un hito importante. Tómese tiempo para celebrar y dar gracias por el resultado. A continuación, pasará a la terapia de mantenimiento.

Guía 5
Posibles resultados del tratamiento primario

Respuesta	Cuando los signos y síntomas del mieloma disminuyen o desaparecen. Una respuesta puede ser parcial o completa.
Recidiva	Cuando el mieloma mejora durante un tiempo, pero luego vuelve a aparecer.
Progresión	Cuando el mieloma no mejora o empeora después del tratamiento.

Si su mieloma no mejora después del trasplante, la enfermedad está progresando. Pero esto no significa que se haya quedado sin opciones. Aún queda mucho por hacer. Consulte el *Capítulo 6: Tratamiento de la progresión y la recidiva*.

Terapia de mantenimiento

La terapia de mantenimiento consiste en la administración de medicamentos en dosis más bajas o con menos frecuencia para conservar (mantener) los buenos resultados de tratamientos anteriores.

El tratamiento de mantenimiento preferido tras un trasplante de células hematopoyéticas es la lenalidomida, un inmunomodulador.

Otros tratamientos de mantenimiento recomendados incluyen carfilzomib y lenalidomida o daratumumab y lenalidomida.

Asegúrese de conversar con su equipo médico acerca de los beneficios y los riesgos de recibir una terapia de mantenimiento. Uno de los riesgos, por ejemplo, es que la terapia de mantenimiento (en especial, con lenalidomida) aumente ligeramente la posibilidad de desarrollar otro cáncer.

Continuación de la terapia

Si no puede someterse a un trasplante de células madre o no desea un trasplante inmediato, otra opción es seguir recibiendo tratamiento primario o tratamiento de mantenimiento, según su situación.

Si el tratamiento deja de funcionar, se puede probar otro tipo de tratamiento.

Más pruebas de seguimiento

Después de un trasplante de células hematopoyéticas, o durante la terapia de mantenimiento o continuación, se le realizarán pruebas habituales de seguimiento para determinar si el mieloma está empeorando o mejorando.

Estas pruebas también comprueban si los tratamientos tienen efectos tóxicos (nocivos) en el organismo. Muchas de estas pruebas de seguimiento serán las mismas que le hicieron antes.

Recidiva

Para muchas personas, un tratamiento adecuado puede controlar el mieloma múltiple durante muchos meses o años. Pero incluso con la mejor terapia, el mieloma suele reaparecer (recidivar) en algún momento después del tratamiento primario.

Si su mieloma múltiple recae, puede someterse a una terapia adicional diferente de su tratamiento primario. Para saber más acerca del tratamiento adicional, lea el *Capítulo 6*: *Tratamiento de la progresión y la recidiva*.

Hasta ahora, en este capítulo se habló sobre el tratamiento primario del mieloma múltiple activo. Hablemos ahora del tratamiento de los otros tipos menos frecuentes de mieloma: el plasmocitoma solitario y el mieloma latente.

Plasmocitoma solitario

Un plasmocitoma solitario es una masa única de células de mieloma en un hueso o tejido blando. Suele aparecer en los huesos de la columna vertebral, el cráneo o la caja torácica.

El plasmocitoma solitario puede causar síntomas y, con el tiempo, convertirse en mieloma múltiple. Por eso, necesita tratamiento.

Tratamiento primario

Dado que solo hay una masa cancerosa, un plasmocitoma solitario requiere terapia local. La terapia local trata una zona o una parte específica del cuerpo, no todo el cuerpo. El principal tratamiento local para un plasmocitoma solitario es la radioterapia.

A veces también es necesaria la cirugía si el mieloma ha provocado inestabilidad en alguna parte del cuerpo, como los huesos de la columna vertebral.

Algunas personas con un plasmocitoma solitario también tienen una pequeña cantidad de células de mieloma en la médula ósea o una pequeña cantidad de proteína M en la sangre o la orina. Estas personas tienen un riesgo mucho mayor de que su plasmocitoma solitario se convierta en mieloma múltiple.

El tratamiento primario suele ser la radioterapia. También se puede administrar un tratamiento adicional, como cirugía o quimioterapia En casos específicos, la cirugía podría ser el tratamiento primario, con o sin radioterapia.

Ensayo clínico

Un ensayo clínico también es una opción de tratamiento primario para las personas con plasmocitoma solitario. Los expertos de NCCN animan a las personas con plasmocitoma solitario a que consideren la posibilidad de participar en un ensayo clínico.

Pruebas de seguimiento

Después del tratamiento primario, es fundamental realizar pruebas de seguimiento periódicas para detectar cualquier signo de que pueda estar desarrollando un mieloma múltiple activo.

Es probable que tenga que acudir a visitas de seguimiento cada 3 a 6 meses. Es necesario realizar análisis de sangre en cada visita. El diagnóstico por imagen debe realizarse todos los años. Se realizan otras pruebas de seguimiento según sea necesario.

Si el mieloma está progresando

Si las pruebas de seguimiento indican que el plasmocitoma está progresando (creciendo) incluso después del tratamiento, es necesario realizar más pruebas. Esto incluye todas las pruebas necesarias para el diagnóstico del mieloma múltiple.

Si le diagnostican mieloma múltiple, puede volver al principio de este capítulo y leer sobre el tratamiento primario del mieloma múltiple activo.

Es importante saber que aproximadamente la mitad de las personas con plasmocitoma solitario nunca evolucionan a mieloma múltiple.

Mieloma latente

El mieloma que no causa síntomas ni daña los órganos se denomina mieloma latente.

El mieloma latente no es un tipo de mieloma múltiple activo. Por lo tanto, rara vez necesita tratamiento inmediato si no causa síntomas.

En la mayoría de las personas, el mieloma latente puede existir durante años antes de convertirse en mieloma activo. Sin embargo, en ciertos pacientes, el mieloma latente puede presentar signos de que existe un alto riesgo de que se convierta en mieloma activo en poco tiempo.

Es posible que aún desee acudir a un especialista en mieloma para asegurarse de que su mieloma latente no necesita tratamiento.

Observación

La observación sin tratamiento es una opción para muchas personas con mieloma latente. Observación significa que tendrá visitas periódicas de seguimiento para que el equipo médico pueda detectar cualquier crecimiento del cáncer o cualquier síntoma.

Sin embargo, a veces el mieloma latente puede convertirse en mieloma múltiple. Por lo tanto, las personas con mieloma latente de alto riesgo pueden requerir visitas de seguimiento más frecuentes o incluso tratamiento.

Ensayo clínico

Un ensayo clínico es una opción de tratamiento primario de preferencia para las personas con mieloma latente. Los expertos en mieloma recomiendan enfáticamente que las personas con mieloma latente se inscriban en un ensayo clínico si hay alguno disponible y es adecuado para ellas.

Pruebas de seguimiento

Muchas de las pruebas que se usan para el seguimiento son las mismas que se utilizan para confirmar el mieloma activo y evaluar los síntomas. Durante este tiempo, debe realizarse análisis de sangre de seguimiento cada 3 a 6 meses e imágenes de todo el cuerpo una vez al año.

Si el mieloma está progresando

Si el mieloma latente crece y empieza a causar síntomas, significa que ha progresado a mieloma activo (sintomático). A partir de este momento, debe ser examinado y tratado como mieloma múltiple.

Si le diagnostican mieloma múltiple, puede volver al principio de este capítulo y leer sobre el tratamiento primario del mieloma múltiple activo.

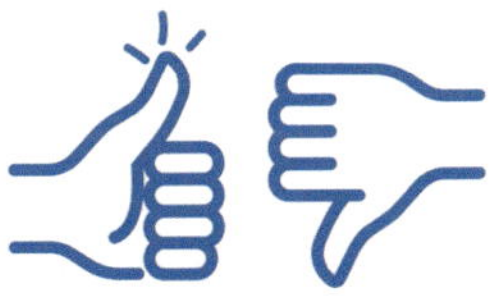

¡Cuéntenos qué opina!

Tómese un momento para completar una encuesta en línea sobre NCCN Guidelines for Patients.
NCCN.org/patients/response

Puntos clave

- El tratamiento del mieloma múltiple activo se centra en combatir el cáncer, además de aliviar los síntomas.
- La elección de los medicamentos utilizados para el tratamiento primario se basa en si el trasplante de células hematopoyéticas forma parte de su plan de tratamiento general.
- El tratamiento complementario ayuda a controlar los síntomas del mieloma y los efectos secundarios del tratamiento.
- La terapia de mantenimiento se administra con menos frecuencia o en dosis más bajas que el tratamiento primario. Su objetivo es mantener los buenos resultados del tratamiento anterior.
- El tratamiento del plasmocitoma solitario suele requerir solamente terapia local para tratar la única masa.
- El mieloma latente no suele necesitar tratamiento inmediato. Suele tardar meses o años en convertirse en mieloma múltiple activo.

Preguntas para hacer

- ¿Está sugiriendo opciones de tratamiento de NCCN Guidelines, o ha modificado el enfoque del tratamiento en mi situación?
- ¿Cómo sabremos si el tratamiento es eficaz?
- ¿Cuáles son mis opciones si el mieloma regresa o si el tratamiento deja de funcionar?
- ¿Cuánto cuesta el tratamiento? ¿Qué puedo hacer si los tratamientos son demasiado caros?
- ¿Puedo dejar el tratamiento en cualquier momento? ¿Qué pasa si dejo el tratamiento?

¿Cuál es el siguiente paso?

En este capítulo, se explica el tratamiento primario y los cuidados de seguimiento del mieloma. También se aborda brevemente el tratamiento complementario.

En el siguiente capítulo, se analiza con más profundidad cómo el tratamiento complementario puede ayudar a aliviar los síntomas del mieloma y los efectos secundarios del tratamiento del mieloma.

Si su mieloma ha disminuido parcial o totalmente después del tratamiento primario, tómese tiempo para valorar su vida y disfrutar de su salud. Y no olvide cuidar su salud: coma bien, manténgase activo y acuda a las visitas de seguimiento.

5
Tratamiento complementario

El tratamiento complementario ayuda a controlar los síntomas del mieloma y los efectos secundarios de su tratamiento. El tratamiento complementario no trata el cáncer, sino que pretende mejorar su calidad de vida. Incluso puede evitar algunas complicaciones potencialmente mortales.

¿Qué es el tratamiento complementario?

El tratamiento complementario es una parte importante de su atención oncológica. Tiene como objetivo mejorar su calidad de vida durante el tratamiento del cáncer y después de este. El tratamiento complementario es para todas las personas con cáncer y sus familias, no solo para las que se encuentran al final de la vida. También se conoce como cuidados paliativos.

El tratamiento complementario incluye una amplia variedad de servicios. Previene o maneja los síntomas del cáncer y los efectos secundarios del tratamiento del cáncer, como el dolor y la fatiga relacionada con la enfermedad. También aborda los problemas mentales, sociales, emocionales y espirituales a los que se enfrentan las personas con cáncer.

El tratamiento complementario proporciona ayuda con otras necesidades, como las siguientes:

- Toma de decisiones sobre el tratamiento.
- Coordinación de la atención médica.
- Pago de la atención médica.
- Planificación anticipada de la atención y relacionada con el final de la vida.

Lea más sobre los tipos de apoyo que puede recibir en *NCCN Guidelines for Patients: Cuidados paliativos* en NCCN.org/patientguidelines y en la aplicación NCCN Patient Guides for Cancer.

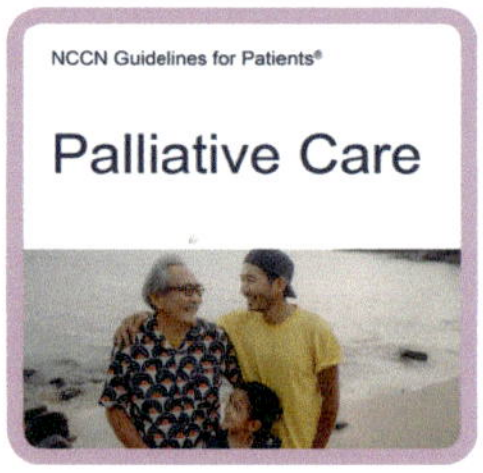

Las siguientes son algunas formas en que el tratamiento complementario puede ayudar con los problemas comunes causados por el mieloma y su tratamiento:

Reducción del daño óseo

El mieloma múltiple suele provocar que los huesos pierdan densidad, se vuelvan más delgados y se debiliten. Esto genera orificios en los huesos, denominados lesiones líticas. El debilitamiento de los huesos puede provocar problemas, como dolor de huesos, fracturas óseas y compresión de la columna vertebral. Existen medicamentos para ayudar a fortalecer los huesos y reducir el riesgo de fracturas y dolor.

Los bifosfonatos son un tipo de medicación que puede mejorar la salud ósea. Los bifosfonatos disminuyen el dolor óseo y ayudan a ralentizar la destrucción del hueso causada por las células del mieloma. Se administran en forma de líquido que se inyecta en una vena (infusión intravenosa).

Los bifosfonatos para personas con mieloma múltiple incluyen el pamidronato (Aredia) y el ácido zoledrónico (Zometa). Por lo general, se administran durante 2 años a partir del momento del diagnóstico. Además, se pueden reanudar en caso de recidiva.

Un tipo diferente de fármaco llamado denosumab (Xgeva) también puede ayudar a prevenir problemas óseos graves en las personas que padecen mieloma múltiple. El denosumab se administra en forma de inyección bajo la piel cada 4 semanas.

Los expertos de NCCN recomiendan que se administren bifosfonatos o denosumab a cualquier persona que reciba tratamiento primario contra el mieloma. Para las personas cuyos riñones no funcionan muy bien, el denosumab podría ser una opción mejor que los bifosfonatos.

Los bifosfonatos y el denosumab pueden causar efectos secundarios, como la putrefacción de la mandíbula en la boca (osteonecrosis). Por eso, es muy importante consultar al dentista antes de iniciar este tipo de tratamiento. También es muy importante tener un buen cuidado dental antes del tratamiento con estos medicamentos y mientras los recibe.

El daño óseo también puede causar dolor. Puede recibir radioterapia para aliviar este dolor.

Para ayudar a prevenir o tratar una fractura ósea, es posible que lo deriven a un cirujano ortopédico. Los cirujanos pueden prevenir las fracturas óseas colocando una varilla para sostener el hueso y evitar que se desplace. También puede recurrirse a la cirugía para tratar las fracturas de los huesos de la columna vertebral (vértebras).

Dos procedimientos quirúrgicos que pueden utilizarse son la vertebroplastia y la cifoplastia.

Vertebroplastia y cifoplastia

La vertebroplastia o la cifoplastia pueden utilizarse para tratar las fracturas por compresión en las vértebras. Una fractura por compresión es la rotura de una vértebra causada por el colapso de los huesos de la columna vertebral. Un radiólogo intervencionista suele realizar estos procedimientos.

La vertebroplastia consiste en inyectar un cemento ortopédico especial en la vértebra. El cemento sostiene y refuerza el hueso para aliviar el dolor y sujetarlo.

La cifoplastia consiste en un dispositivo similar a un globo que se coloca en las vértebras fracturadas y luego se infla. Esto extiende las vértebras para restaurar la forma y altura normales de la columna vertebral. A continuación, se retira el globo y se inyecta un cemento ortopédico para sujetar las vértebras y evitar que se desplacen.

Disminución del daño renal

Las células de mieloma provocan la rotura de los huesos, lo que libera calcio en el torrente sanguíneo. Un nivel elevado de calcio en la sangre es peligroso para los riñones. Si esto ocurre, recibirá tratamiento con líquidos intravenosos y fármacos para ayudar a los riñones a eliminar el exceso de calcio.

Los niveles muy altos de proteínas M pueden hacer que la sangre se vuelva muy espesa (especialmente con proteínas M voluminosas como la IgM). Esto se denomina hiperviscosidad. La sangre muy espesa puede dañar los riñones y otros órganos. La hiperviscosidad puede tratarse con un proceso denominado plasmaféresis. Este tratamiento filtra la sangre a través de una máquina para eliminar las proteínas M. A continuación, se utiliza la quimioterapia para reducir la producción de proteínas M.

Las concentraciones elevadas anormales de proteínas M, incluidas las cadenas ligeras, también pueden dañar los riñones. El daño se denomina mieloma renal o nefropatía. Es necesario un tratamiento rápido del mieloma para evitar daños renales definitivos.

A fin de prevenir la insuficiencia renal, su equipo médico puede recomendarle que se mantenga hidratado. Esto significa beber mucho líquido, especialmente agua.

También se le indicará que evite determinados medicamentos, como los AINE (por ejemplo, el ibuprofeno y el naproxeno) y el contraste intravenoso, que suele administrarse antes de una prueba de diagnóstico por imagen. Su equipo médico le hará un control minucioso para detectar signos de daño renal, en especial, si toma bifosfonatos durante mucho tiempo.

Evitar las infecciones

El mieloma y determinados tratamientos del mieloma pueden aumentar el riesgo de infección. Usted puede reducir en gran medida este riesgo si se vacuna contra las infecciones que son frecuentes en las personas con mieloma, como la neumonía, la gripe y el COVID-19.

Otra infección es el herpes zóster, que provoca una dolorosa erupción cutánea. El herpes zóster puede ser un efecto secundario de bortezomib, carfilzomib, ixazomib y daratumumab. Si está recibiendo alguno de estos medicamentos, es posible que también le den pastillas para prevenir el herpes zóster.

Tratamiento de la anemia

Las células del mieloma pueden desplazar las células sanguíneas normales de la médula ósea. Esto puede provocar anemia, una afección en la que la cantidad de glóbulos rojos es demasiado baja. En ocasiones, la anemia puede tratarse con eritropoyetina. Es una hormona natural producida por los riñones que es esencial para que la médula ósea produzca más glóbulos rojos.

Si está en tratamiento con fármacos para aumentar la eritropoyetina, debe someterse a revisiones frecuentes para detectar posibles coágulos sanguíneos.

Puede leer más sobre la anemia y los recuentos bajos de células sanguíneas en NCCN.org/patientguidelines y en la aplicación NCCN Patient Guides for Cancer.

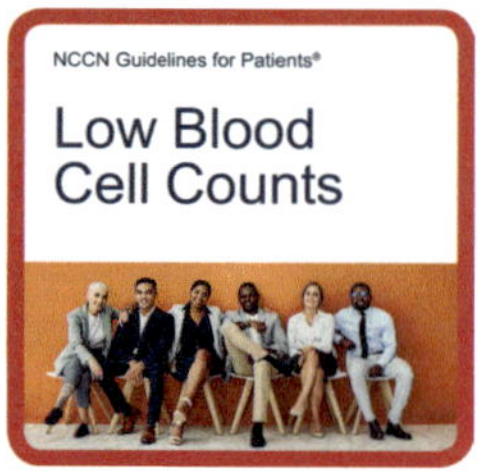

Prevención de coágulos sanguíneos

Las personas con mieloma tienen un riesgo mucho mayor de que se les formen coágulos sanguíneos en el organismo (en especial, en los primeros 6 meses después del diagnóstico). Un coágulo sanguíneo que se desplaza a los pulmones, el corazón o el cerebro puede ser peligroso e incluso mortal.

Algunos fármacos utilizados para tratar el mieloma, en particular el carfilzomib, la lenalidomida, la pomalidomida y la talidomida, aumentan aún más el alto riesgo de provocar coágulos sanguíneos.

Los anticoagulantes son medicamentos que diluyen la sangre para reducir el riesgo de que se formen coágulos. Los expertos de NCCN recomiendan tomar anticoagulantes o aspirina (un fármaco antiagregante plaquetario) durante el tratamiento del mieloma, en función de su riesgo de coagulación.

Puede leer más sobre coágulos sanguíneos y cáncer en NCCN.org/patientguidelines y en la aplicación NCCN Patient Guides for Cancer.

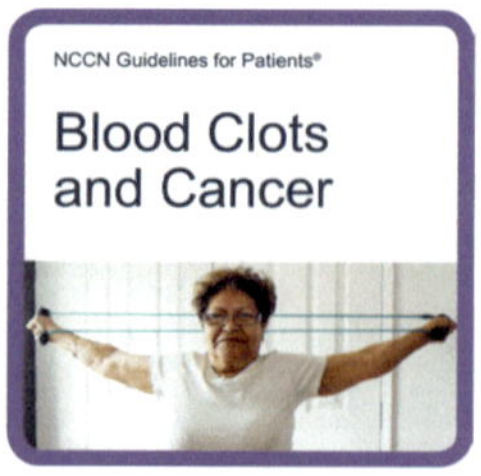

Combatir el cansancio

El cansancio es un problema frecuente en las personas con mieloma múltiple. La fatiga es el cansancio y la falta de energía a pesar de dormir y alimentarse lo suficiente. Puede durar meses o incluso años.

El cansancio suele tener más de una causa. Puede deberse a su cáncer, a su tratamiento oncológico, a otra afección médica o a una combinación de estos problemas. Del mismo modo, el cansancio suele requerir más de un remedio.

Recibir tratamiento para la anemia puede ser el primer paso. Aprender a conservar la energía también puede ayudar. Si la depresión está empeorando la fatiga, busque la ayuda de un profesional de la salud mental. También es importante comer alimentos sanos y nutrirse bien.

Hacer ejercicio también puede disminuir el cansancio y ayudar a evitar la depresión. Además, el ejercicio es fundamental para mantenerse sano. Casi todas las personas con mieloma pueden hacer algún tipo de ejercicio.

Puede leer más sobre cansancio y atención oncológica en NCCN.org/patientguidelines y en la aplicación NCCN Patient Guides for Cancer.

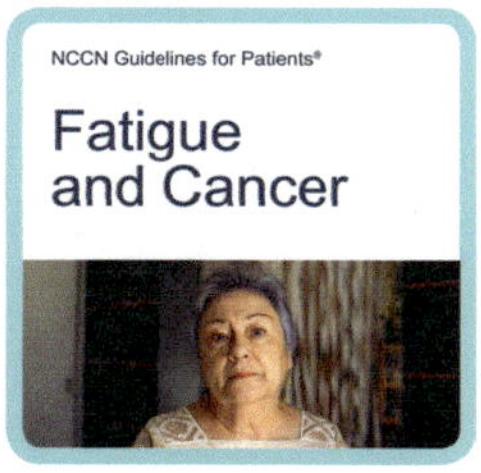

Reducir la ansiedad y la depresión

La ansiedad y la depresión son muy frecuentes en las personas con cáncer. Estas emociones pueden ser abrumadoras. Pueden hacerle sentir impotente y angustiado e impedirle llevar adelante su vida cotidiana.

Estos sentimientos no deben quedar sin tratamiento. Si siente depresión o ansiedad, pida ayuda a su equipo de tratamiento.

La medicación, la asistencia psicológica y el ejercicio habitual son algunas formas de atenuar estos síntomas. Asegurarse de mantener una conexión con otras personas, familia, amigos y otros conocidos, es igualmente importante.

Grupos de apoyo

Muchas personas con diagnóstico de cáncer consideran muy útiles los grupos de apoyo. Los grupos de apoyo suelen incluir a personas en diferentes etapas del tratamiento. Algunas pueden estar recién diagnosticadas, mientras que otras pueden haber terminado el tratamiento. Si no hay grupos de apoyo para personas con cáncer en su hospital o en su comunidad, consulte los recursos en Internet que aparecen en la página 60 de esta guía.

Puede leer más sobre malestar emocional y atención oncológica en NCCN.org/patientguidelines y en la aplicación NCCN Patient Guides for Cancer.

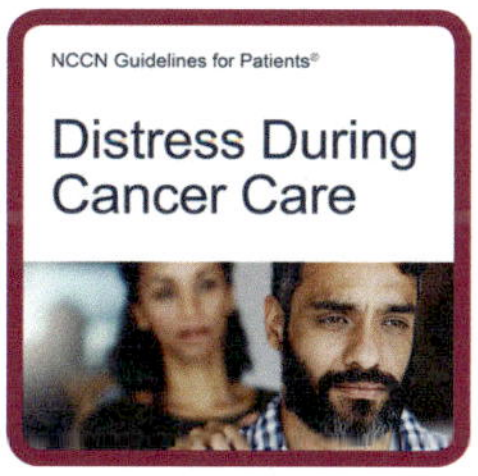

Puntos clave

- El tratamiento complementario es para cualquier fase del tratamiento del mieloma, no solo para cuando el cáncer ha avanzado.
- El mieloma múltiple aumenta el riesgo de lesiones óseas. Además del tratamiento primario, también puede recibir fármacos para fortalecer los huesos.
- Los problemas renales son frecuentes en las personas con mieloma múltiple. El tratamiento se basa en la causa del problema renal.
- El mieloma y determinados tratamientos del mieloma pueden aumentar el riesgo de infección. La administración de medicamentos y vacunas reduce enormemente el riesgo de infecciones.
- Las personas con mieloma tienen un mayor riesgo de sufrir coágulos sanguíneos. Los anticoagulantes pueden reducir este riesgo.
- Si siente depresión o ansiedad, pida ayuda a su equipo de tratamiento. Estos sentimientos no deben quedar sin tratamiento.

Preguntas para hacer

- ¿Qué efectos secundarios son los más frecuentes y cuánto suelen durar?
- ¿Hay algún medicamento que empeore los efectos secundarios?
- ¿Existen efectos secundarios permanentes o a largo plazo?
- ¿Qué síntomas debo comunicar inmediatamente y a quién debo dirigirme?
- ¿Algún efecto secundario disminuye o empeora con el tiempo?

¿Cuál es el siguiente paso?

Como ya sabrá, el mieloma múltiple suele reaparecer meses o años después de un tratamiento eficaz. Es la naturaleza de la enfermedad.

En el capítulo siguiente, se explica que aún tiene muchas opciones de tratamiento si su mieloma reaparece o no desaparece después del tratamiento primario.

6

Tratamiento de la progresión y la recidiva del mieloma múltiple

En el capítulo anterior, se analizaron las numerosas opciones del tratamiento complementario. En este capítulo, se explican los tratamientos disponibles cuando el mieloma empeora o reaparece.

Incluso con el mejor tratamiento, a veces el mieloma múltiple no desaparece, sino que se mantiene estable o empeora (progresión). A menudo, puede mejorar tras el tratamiento primario, pero volver a aparecer (recidiva) meses o años después.

Aunque las recidivas son de esperar, no son fáciles. Es normal sentir decepción, frustración y desesperanza. Tómese un tiempo para asimilar las noticias y adaptarse.

Pero también tenga en cuenta que hay muchas otras terapias disponibles para la progresión y la recidiva del mieloma que son diferentes de su tratamiento primario.

¿Qué es la progresión?

Enfermedad progresiva significa que el mieloma se ha mantenido o ha crecido a pesar del tratamiento. La progresión puede ocurrir con o sin síntomas. Se detecta principalmente por diferentes resultados de los estudios:

- Un aumento de las proteínas M en la sangre o la orina.
- Un aumento de las células plasmáticas en la médula ósea o el torrente sanguíneo.
- Un aumento en la cantidad o el tamaño de las lesiones óseas.

Padecer una enfermedad progresiva no significa que se hayan agotado las opciones de tratamiento. Su equipo de tratamiento le sugerirá probar algo nuevo, como una combinación diferente de medicamentos o un ensayo clínico.

¿Qué es una recidiva?

Una recidiva se produce cuando el cáncer mejora durante un tiempo después del tratamiento, pero luego reaparece y, por lo general, es necesario volver a tratarlo.

A veces, una recidiva es simplemente la reaparición de proteínas anormales del mieloma sin ningún síntoma nuevo. En cualquier caso, cabe esperar que la mayoría de las personas con mieloma múltiple sufran múltiples recidivas a lo largo del tratamiento.

Una recidiva puede producirse pocos meses o hasta años después de iniciar diferentes tratamientos. Los signos de una recidiva del mieloma son la detección de células mielomatosas, el aumento de las proteínas M, la reaparición de los síntomas o la aparición de nuevos síntomas. En ocasiones, una recidiva puede provocar síntomas nuevos o peores que cuando apareció el mieloma por primera vez.

El miedo a tener una recidiva es probablemente la dificultad psicológica más frecuente que se presenta después del tratamiento del cáncer. Por eso, es comprensible estresarse ante una recidiva. Si le molesta este tipo de estrés, pida ayuda al equipo médico.

Afortunadamente, existen muchas opciones de tratamiento para el mieloma múltiple, incluso si hubo una recidiva.

Revise sus preferencias y objetivos

Enfrentarse a una progresión o a una recidiva puede ser un buen momento para hacer una pausa y considerar de nuevo sus preferencias y objetivos.

Es importante mantener una conversación abierta y sincera con el equipo sobre los objetivos del tratamiento desde el momento del diagnóstico.

Sin embargo, si surge información nueva, es posible que su plan de tratamiento cambie. Las pruebas podrían arrojar resultados nuevos. Podría cambiar la eficacia del tratamiento. O puede que usted cambie de opinión con respecto al tratamiento. Cualquiera de estos cambios exige un nuevo plan de tratamiento.

Piense en lo que desea obtener del tratamiento. Sopese sus opciones y comparta sus preocupaciones con su equipo médico. Puede resultarle útil revisar sus objetivos de tratamiento en la autoevaluación de la página 34.

Guía 6 **Tratamientos contra el mieloma múltiple recidivante o progresivo**
Ensayo clínico (si es elegible)
Combinaciones de medicamentos que no probó antes
Tratamiento con células T con receptor de antígeno quimérico (CAR).
Trasplante de células hematopoyéticas
Fármacos con anticuerpos biespecíficos
Tratamiento complementario (disponible con cualquier tratamiento)

Opciones de tratamiento en caso de recidiva o progresión

Otros tratamientos contra el mieloma recidivante o progresivo incluyen un ensayo clínico, medicamentos que no probó, un trasplante de células hematopoyéticas y posiblemente fármacos con anticuerpos biespecíficos o tratamiento con células T-CAR. Consulte la **Guía 6**.

Ensayo clínico

Un ensayo clínico es una posible opción de tratamiento para las personas con mieloma múltiple. Los ensayos clínicos les permiten a las personas acceder a opciones de tratamientos en investigación que normalmente no podrían recibir de otro modo.

Participar en un ensayo clínico puede ser aún más importante para las personas con mieloma recidivante o progresivo. Pregunte a su equipo médico cómo podría encontrar y participar en un ensayo clínico.

Medicamentos que no probó

El tratamiento adicional incluye medicamentos o terapias que aún no haya probado o que no haya utilizado durante al menos 6 meses.

Existen diversas opciones en caso de un mieloma múltiple tratado previamente, dependiendo de las terapias que ya haya probado y de su eficacia. Las combinaciones de varios fármacos de preferencia para el mieloma múltiple tratado previamente se mencionan en la **Guía 7.**

Las terapias de preferencia son las que cuentan con más pruebas de que funcionan mejor y pueden ser más seguras que otras terapias. Pero también existen otras terapias recomendadas.

Converse con su equipo médico sobre qué opciones de tratamiento pueden ser mejores para usted. Pueden explicarle las razones para elegir una combinación de medicamentos en lugar de otra.

Es posible que algunas terapias generen el riesgo de sufrir efectos secundarios graves. Determinados medicamentos son más fuertes que otros y pueden ser perjudiciales para las personas frágiles o ancianas. Algunos fármacos solo se administran después de haber recibido de 1 o más tratamientos previos.

Su equipo médico puede analizar los efectos secundarios que pueden producirse. Tendrán en cuenta estos aspectos, junto con el alcance de su enfermedad, cuando trabajen con usted para decidir su próximo tratamiento.

Si el tratamiento deja de funcionar

A veces, un tratamiento no funciona para combatir el cáncer de una persona. O el tratamiento funciona al principio, pero luego el cáncer se vuelve resistente con el transcurso del tiempo. Cuando se produce resistencia, puede probarse un medicamento diferente, o una combinación distinta de medicamentos, para reemplazar el fármaco que provoca resistencia.

Para una persona con mieloma múltiple avanzado, la resistencia puede convertirse en un problema grave. El cáncer de una persona puede volverse resistente a varios medicamentos o incluso a clases enteras de fármacos. Este nivel de resistencia puede dificultar el control del cáncer.

Guía 7
Opciones preferidas de combinación de varios fármacos para el tratamiento adicional

Existen muchas combinaciones de medicamentos para el mieloma múltiple tratado previamente. Algunas de las combinaciones más comunes son (por orden alfabético):
Carfilzomib, lenalidomida, dexametasona
Carfilzomib, pomalidomida, dexametasona
Daratumumab, bortezomib, dexametasona
Daratumumab, carfilzomib, dexametasona
Daratumumab, lenalidomida, dexametasona
Daratumumab, pomalidomida, dexametasona
Elotuzumab, pomalidomida, dexametasona
Isatuximab-irfc, carfilzomib, dexametasona
Isatuximab-irfc, pomalidomida, dexametasona
Ixazomib, pomalidomida, dexametasona
Pomalidomida, bortezomib, dexametasona

Sin embargo, es probable que haya una o más terapias y medicamentos a disposición, dependiendo de la persona, su cáncer y otros factores.

Después de haber probado diferentes terapias, o si su mieloma no se controla con el tratamiento primario, las siguientes opciones de tratamiento para el mieloma múltiple recidivante o resistente pueden ser el tratamiento con células T-CAR o la terapia dirigida con anticuerpos biespecíficos. (El tratamiento con células T-CAR puede considerarse incluso antes en algunos casos). También existen otros tratamientos recomendados.

Tratamiento con células T-CAR

El tratamiento con células T receptoras de antígeno quimérico (CAR) es una opción de tratamiento preferente para determinadas personas con mieloma recidivante o resistente que han probado al menos 1 o más terapias distintas.

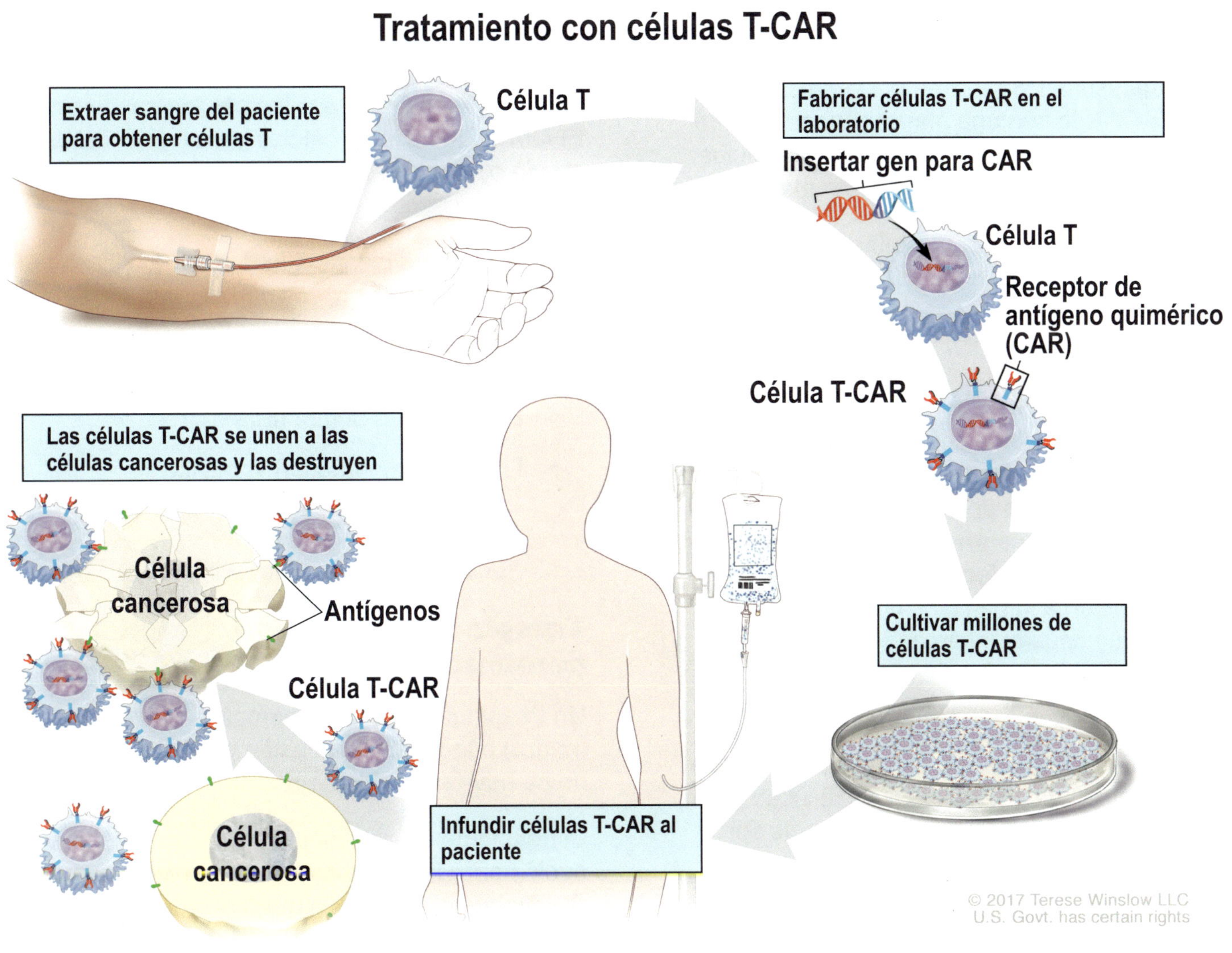

El tratamiento con células T-CAR es un tipo especial de inmunoterapia. Modifica algunas de las células inmunitarias del organismo (células T) para ayudarlas a encontrar y destruir mejor las células cancerosas.

Para crear células T-CAR, primero se extraen las células inmunitarias de la sangre. En un laboratorio, las células se modifican para cultivar receptores de antígenos quiméricos (CAR) en su superficie. Estos receptores son como ganchos que pueden acoplarse a las células cancerosas.

A continuación, estas células T-CAR se multiplican en el laboratorio. En este momento, se le administrará un ciclo corto de quimioterapia (denominado "terapia puente"), que ayudará a que el tratamiento sea más eficaz. A continuación, las células T-CAR se infundirán de nuevo en su organismo. Una vez en la sangre, las células T-CAR tienen una mayor capacidad para identificar una proteína específica en las células cancerosas, adherirse a ellas y destruirlas.

Estas son dos terapias con células T-CAR disponibles para el mieloma múltiple:

- Ciltacabtagene autoleucel (Carvykti)
- Idecabtagene vicleucel (Abecma)

Tanto el tratamiento con células T-CAR como los anticuerpos biespecíficos (descritos a continuación) pueden desencadenar una afección peligrosa denominada **síndrome de liberación de citocinas**. Esta afección puede producirse cuando el sistema inmunitario libera demasiadas proteínas que causan inflamación (citocinas) demasiado rápido.

El síndrome de liberación de citocinas puede provocar fiebre, escalofríos, náuseas, dolores de cabeza, taquicardia, hipotensión y dificultad para respirar. Sin embargo, esta afección suele ser reversible y controlable.

Puede encontrar más información sobre los efectos secundarios del inmunoterapia con células T-CAR en NCCN.org/patientguidelines y en la aplicación NCCN Patient Guides for Cancer.

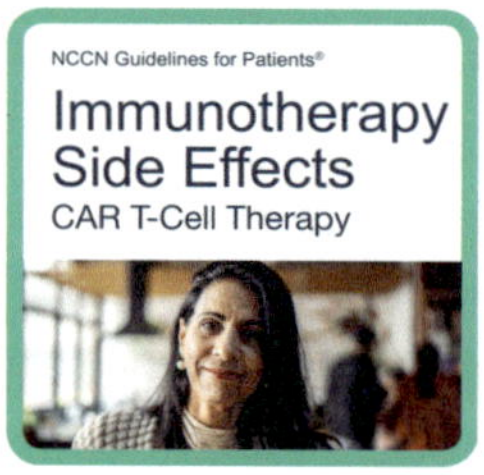

Anticuerpos biespecíficos

El fármaco de anticuerpo biespecífico es un tipo diferente de terapia dirigida. Es capaz de adherirse a 2 células diferentes al mismo tiempo, como una célula de mieloma y una célula T (una célula inmunitaria que combate las células cancerosas). El fármaco une las 2 células para que la célula T pueda atacar y destruir directamente la célula de mieloma.

Los anticuerpos biespecíficos solo se utilizan para tratar determinados casos de mieloma múltiple recidivante o resistente. Entre los fármacos, se incluyen los siguientes:

- Elranatamab-bcmm (Elrexfio)
- Linvoseltamab-gcpt (Lynozyfic)
- Talquetamab-tgvs (Talvey)
- Teclistamab-cqyv (Tecvayli)

Trasplante de células hematopoyéticas

Un trasplante de células hematopoyéticas (células madre) puede ser una opción para alguien que aún no se haya sometido a uno.

El trasplante de células madre también es una opción para las personas con mieloma múltiple recidivante o progresivo que tuvieron una respuesta duradera (2 años o más) a un trasplante anterior de células madre.

Pruebas de seguimiento

Inmediatamente después de recibir tratamiento para la progresión o la recidiva, se le harán pruebas de seguimiento para ver si el tratamiento está funcionando o si está causando algún efecto secundario. La vigilancia es una parte clave del plan de seguimiento. Asegúrese de continuar asistiendo a las consultas de seguimiento, realizarse controles periódicos y permanecer en contacto con su equipo de atención.

Tratamiento complementario

Si las pruebas muestran una progresión de la enfermedad durante el tratamiento complementario o después, también se recomiendan cuidados de apoyo. El tratamiento complementario (a veces llamado cuidados paliativos) se administra para aliviar los síntomas del cáncer y los efectos secundarios del tratamiento oncológico. Puede recibir tratamiento complementario en cualquier fase. Para obtener información específica sobre el tratamiento complementario del mieloma, consulte el *Capítulo 5: Tratamiento complementario*.

Planificación anticipada de la atención y tratamiento complementario

También puede disponer de otros tipos de tratamiento complementario, como apoyo emocional o espiritual, orientación económica y asesoramiento familiar.

Esto incluye la planificación anticipada de la atención, que implica tomar decisiones hoy sobre la atención que desea recibir si más adelante no puede hablar o actuar por su cuenta.

Lea más sobre el tratamiento complementario (paliativo) en NCCN.org/patientguidelines y en la aplicación NCCN Patient Guides for Cancer.

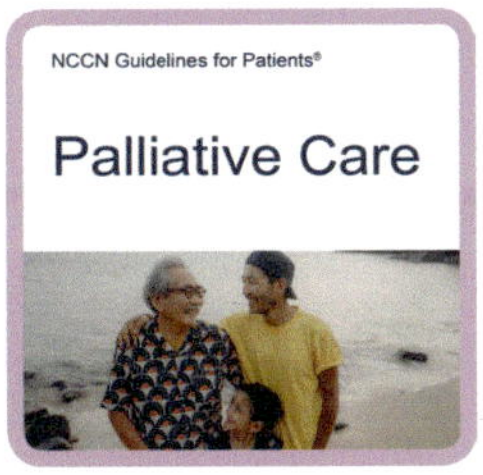

Supervivencia

La supervivencia se centra en la salud y el bienestar de una persona con cáncer desde el diagnóstico hasta el final de su vida. Esto incluye los efectos físicos, mentales, emocionales, sociales y económicos del cáncer que comienzan en el momento del diagnóstico, continúan durante el tratamiento y la recuperación, y surgen después.

La supervivencia también incluye preocupaciones por los cuidados de seguimiento, los efectos tardíos del tratamiento, la recurrencia del cáncer, los cuidados preventivos adecuados a la edad y la calidad de vida. El apoyo de familiares, amigos y cuidadores también es una parte importante de la supervivencia.

Las nuevas opciones de tratamiento, como el tratamiento con células T-CAR y los anticuerpos biespecíficos, han contribuido con mejorar los resultados a largo plazo de un número cada vez mayor de pacientes con mieloma, lo que les permite prescindir de un tratamiento continuo durante muchos años.

Lea más sobre la supervivencia en NCCN.org/patientguidelines y en la aplicación NCCN Patient Guides for Cancer.

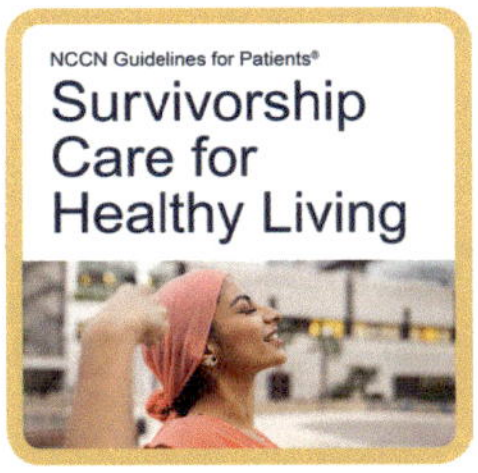

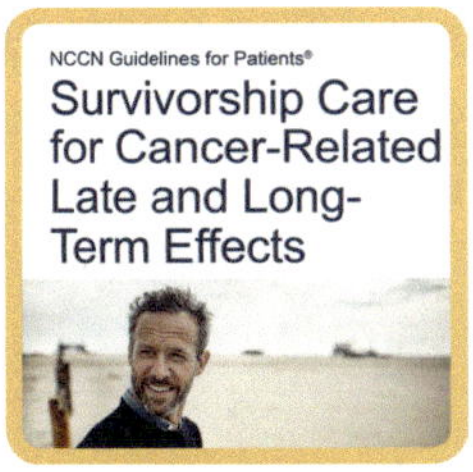

No está solo

Algunas personas padecen un mieloma que acaba volviéndose resistente a cualquier terapia. Es normal que en esta fase sienta muchas emociones diferentes, como incredulidad, frustración, miedo, ansiedad o ira, a veces todas a la vez. Los cuidadores y los seres queridos también pueden sentir estas fuertes emociones.

Después de meses o años de pruebas y tratamientos, puede sentirse derrotado si el mieloma reaparece o simplemente no desaparece. No es algo para lo que pueda prepararse o saber exactamente cómo afrontarlo.

Pero no está solo, aunque a veces se sienta así. Como ya se ha señalado, el tratamiento complementario puede ayudar. El tratamiento complementario no solo sirve para aliviar los síntomas y los efectos secundarios. Los especialistas en tratamiento complementario pueden ayudarlo emocional, mental, física y espiritualmente.

Además, si aún no se ha unido a un grupo de apoyo, este es un buen momento para considerar la posibilidad de hacerlo.

Si necesita más información sobre el tratamiento complementario, comuníquese con su equipo médico y pregúnteles. Algunos centros médicos cuentan con orientadores de pacientes u otros miembros del personal que coordinan los tratamientos complementarios no clínicos.

Puntos clave

- La progresión se produce cuando el mieloma sigue creciendo incluso con el tratamiento.
- Una recidiva se produce cuando el cáncer mejora durante un tiempo después del tratamiento, pero luego reaparece con nuevos síntomas o daños en los órganos.
- La mayoría de las personas con mieloma múltiple pueden sufrir recidivas.
- El tratamiento con células T-CAR es un tipo especial de inmunoterapia que modifica algunas de las células inmunitarias del organismo (células T) para que puedan detectar y destruir mejor las células cancerosas.
- Un fármaco de anticuerpo biespecífico es un tipo de terapia dirigida que puede unirse a 2 células diferentes al mismo tiempo.
- El cáncer puede volverse resistente a varios medicamentos o incluso a clases enteras de fármacos.

Preguntas para hacer

- ¿Qué probabilidades hay de que el mieloma empeore o regrese?
- ¿Puedo recibir tratamiento con células T-CAR o terapia con anticuerpos biespecíficos?
- ¿Cómo saben que mi tratamiento da resultado?
- ¿Cuáles son mis opciones si el tratamiento deja de funcionar?

7
Otros recursos

¿Quiere saber más? Aquí le explicamos cómo obtener ayuda adicional.

Qué más hay que saber

En esta guía, encontrará ayuda para conocer las opciones disponibles, de modo que pueda tomar decisiones informadas y mejorar su atención oncológica. Pero no es el único recurso que tiene.

Solicite toda la información posible y ayuda que necesite. A muchas personas les interesa saber más sobre los siguientes temas:

- Cómo encontrar un especialista experto en el diagnóstico y tratamiento del mieloma.
- Detalles sobre el tratamiento del mieloma y sus efectos secundarios.
- Cómo informar a amigos, familiares, compañeros de trabajo o empleadores de que padece mieloma.
- Cómo obtener ayuda económica.
- Cómo lidiar con otros problemas de salud además del mieloma.

Qué más hacer

Su centro de salud puede ayudar con los próximos pasos. Generalmente, dispone de recursos *in situ* para ayudar a satisfacer sus necesidades y encontrar respuestas a sus preguntas. Los centros de salud también pueden informarle de los recursos existentes en su comunidad.

Además de la ayuda de sus proveedores, los recursos que se enumeran a continuación ofrecen apoyo a las personas con mieloma múltiple y enfermedades similares.

Dónde obtener ayuda

Consulte la lista a continuación y visite los sitios web que se indican para obtener más información sobre estas organizaciones.

AnCan Foundation
ancan.org

Blood Cancer United
bloodcancerunited.org

BMT InfoNet
bmtinfonet.org

Cancer*Care*
cancercare.org

Cancer Hope Network
cancerhopenetwork.org

GRACE
cancergrace.org

HealthTree Foundation
healthtreefoundation.org

Imerman Angels
imermanangels.org

International Myeloma Foundation
myeloma.org

National Bone Marrow Transplant Link (nbmtLINK)
nbmtlink.org

NMDP
nmdp.org

PAN Foundation
panfoundation.org

Stupid Cancer
stupidcancer.org

The Multiple Myeloma Research Foundation
themmrf.org

Triage Cancer
triagecancer.org

Preguntas para hacer

- ¿Cómo podría afectar el tratamiento a mi vida cotidiana, mi trabajo o mi familia?
- ¿Con quién debo hablar sobre vivienda, preparación de comidas y otras necesidades básicas?
- ¿Qué ayudas existen para el transporte, el cuidado de los niños y la atención domiciliaria?
- ¿Cómo me conecto con otras personas para crear un sistema de apoyo?
- ¿Con quién puedo hablar si no siento seguridad en mi casa, el trabajo o mi barrio?

Palabras que debe conocer

amiloidosis
Afección en la que una proteína llamada amiloide se acumula en los órganos y los daña.

anatomopatólogo
Médico experto en el análisis de células y tejidos para detectar enfermedades.

anemia
Afección en la que la cantidad de glóbulos rojos es baja.

anticuerpo
Proteína producida por las células plasmáticas para combatir las infecciones. También llamada inmunoglobulina.

antígeno
Sustancia (como un virus, una bacteria, un alérgeno o una toxina) que desencadena una respuesta del sistema inmunitario del organismo.

aspiración
Procedimiento que se usa para extraer una pequeña cantidad de médula ósea líquida a fin de analizarla y determinar si hay una enfermedad.

bifosfonatos
Fármacos que ayudan a mejorar la resistencia ósea y a prevenir la pérdida de masa ósea.

biopsia
Procedimiento mediante el cual se toman muestras de fluidos o tejidos para analizarlas y detectar una enfermedad.

cadena ligera
La cadena proteica más corta que forma parte de un anticuerpo.

cadena ligera libre
Los fragmentos más cortos y no unidos de las proteínas M que producen las células del mieloma.

cadena pesada
La cadena proteica más larga que forma parte de un anticuerpo.

carga tumoral
La extensión o la cantidad de cáncer en el organismo.

célula madre sanguínea
Célula inmadura a partir de la cual se forman todos los demás tipos de células sanguíneas.

célula plasmática
Tipo de glóbulo blanco que produce proteínas llamadas anticuerpos para combatir los gérmenes.

citometría de flujo
Prueba que mide las células de mieloma en la médula ósea.

corticosteroides
Una clase de fármacos utilizados para reducir el enrojecimiento, la hinchazón y el dolor, pero también para eliminar las células cancerosas. A menudo se denominan esteroides.

cromosomas
Las estructuras dentro de las células que contienen instrucciones codificadas para el comportamiento celular.

diagnóstico
Identificación de una enfermedad basada en pruebas.

efecto secundario
Respuesta física o emocional insalubre o desagradable frente al tratamiento.

ensayo clínico
Tipo de investigación para evaluar la eficacia de pruebas o tratamientos sanitarios en las personas.

fractura
Grieta o rotura de un hueso.

hemograma completo (HC)
Análisis que mide la cantidad de células sanguíneas en una muestra. Abarca la cantidad de glóbulos blancos, glóbulos rojos y plaquetas.

hibridación fluorescente *in situ* (FISH)
Análisis de laboratorio que usa tintes especiales para buscar cambios anormales en los genes y cromosomas de una célula.

hiperviscosidad
Enfermedad en la que la sangre se vuelve muy espesa debido al exceso de proteínas en la sangre.

inmunoglobulina
Proteína producida por las células plasmáticas para combatir las infecciones. También se denomina anticuerpo.

intravenoso (IV)
Método para administrar fármacos a través de una aguja o un tubo que se inserta en una vena.

lesión ósea
Área de daño óseo o tejido anormal en el hueso.

médula ósea
Tejido blando similar a una esponja que está en el centro de la mayoría de los huesos donde se producen las células sanguíneas.

mieloma de cadenas ligeras
Afección en la que las células del mieloma solo producen cadenas ligeras libres y no proteínas M completas.

mieloma latente
Mieloma que no causa síntomas ni daña órganos.

mieloma múltiple activo (sintomático)
Cuando las células plasmáticas anormales (células del mieloma) aumentan en la médula ósea y causan síntomas, como problemas renales y lesiones óseas.

mutación
Cambio anormal en el código genético (ADN) de un gen dentro de las células.

plasmocitoma
Masa formada por células plasmáticas anormales (células de mieloma).

plasmocitoma solitario
Cáncer que es una masa única de células de mieloma.

progresión
Crecimiento o propagación del cáncer después de haberse analizado o tratado.

pronóstico
La evolución y el resultado probables o previstos de una enfermedad.

proteína M
Un anticuerpo anormal fabricado por las células del mieloma que no combate los gérmenes. También llamada proteína monoclonal.

quimioterapia
Medicamentos contra el cáncer que detienen el ciclo vital celular para que las células no se multipliquen.

quimioterapia de dosis alta
Tratamiento farmacológico intensivo para eliminar las células cancerosas y las que combaten la enfermedad, de modo que el organismo no rechace las células madre sanguíneas trasplantadas.

radioterapia
Tratamiento que utiliza rayos de alta energía (radiación) para destruir las células cancerosas.

recidiva
Retorno o agravamiento del cáncer después de un período de mejoría.

RM
Estudio que usa ondas de radio e imanes potentes para ver partes del interior del cuerpo y cómo funcionan.

TC
Prueba que usa rayos X de varios ángulos para tomar imágenes de sección transversal del interior del cuerpo.

TEP
Estudio que utiliza un radiomarcador para ver la forma y la función de los órganos y los tejidos dentro del cuerpo.

trasplante de células hematopoyéticas
Tratamiento que utiliza la quimioterapia para destruir las células de la médula ósea y sustituirlas por células madre sanguíneas sanas. También se llama trasplante de células precursoras y trasplante de médula ósea.

tratamiento complementario
Tratamiento de los síntomas del cáncer o de los efectos secundarios del tratamiento oncológico.

tratamiento de mantenimiento
Medicamentos que se administran en dosis más bajas o con menos frecuencia para conservar (mantener) los buenos resultados de tratamientos anteriores.

tratamiento primario
El tratamiento principal que se utiliza para eliminar el cáncer del cuerpo.

tratamiento sistémico
Fármacos utilizados para tratar las células cancerosas de todo el organismo.

Colaboradores de NCCN

Esta guía para pacientes se basa en NCCN Clinical Practice Guidelines in Oncology (NCCN Guidelines®) para el mieloma múltiple, versión 4.2026. Fue adaptada, revisada y publicada con la colaboración de las siguientes personas:

Dorothy A. Shead, máster en Ciencias
Directora ejecutiva de Operaciones de Información para Pacientes

John Murphy
Redactor médico

Lisa Diehl
Diseñadora de Diseño de Producción

NCCN Clinical Practice Guidelines in Oncology (NCCN Guidelines®) para el mieloma múltiple, versión 4.2026, fueron desarrolladas por los siguientes miembros del panel de NCCN:

Dr. Shaji K. Kumar, presidente
Mayo Clinic Comprehensive Cancer Center

* Dra. Natalie S. Callander, vicepresidenta
University of Wisconsin Carbone Cancer Center

Dra. Kehinde Adekola, máster en Ciencias de la Investigación Clínica
Robert H. Lurie Comprehensive Cancer Center of Northwestern University

Dr. Larry D. Anderson, Jr., doctor en Medicina
UT Southwestern Simmons Comprehensive Cancer Center

* Dr. Muhamed Baljevic
Vanderbilt-Ingram Cancer Center

Dr. Rachid Baz
Moffitt Cancer Center

Dra. Erica Campagnaro
University of Michigan Rogel Cancer Center

Dra. Caitlin Costello
UC San Diego Moores Cancer Center

Dr. Christopher D'Angelo
Fred & Pamela Buffett Cancer Center

Dr. Benjamin Derman
The UChicago Medicine Comprehensive Cancer Center

* Dr. Srinivas Devarakonda
The Ohio State University Comprehensive Cancer Center - James Cancer Hospital and Solove Research Institute

* Dra. Noura Elsedawy
St. Jude Children's Research Hospital/ The University of Tennessee Health Science Center

Dr. Amandeep Godara
Huntsman Cancer Institute, University of Utah

Dra. Kelly Godby
O'Neal Comprehensive Cancer Center, UAB

Dr. Jens Hillengass, doctor en Medicina
Roswell Park Comprehensive Cancer Center

Dra. Leona Holmberg, doctora en Medicina
Fred Hutchinson Cancer Center

* Dr. Myo Htut
City of Hope National Medical Center

Dra. Carol Ann Huff
Johns Hopkins Kimmel Cancer Center

Dra. Malin Hultcrantz, doctora en Medicina
Memorial Sloan Kettering Cancer Center

Dr. Yubin Kang
Duke Cancer Institute

Dra. Sarah Larson
UCLA Jonsson Comprehensive Cancer Center

Dr. Hans C. Lee
The University of Texas MD Anderson Cancer Center

Dra. Michaela Liedtke
Stanford Cancer Institute

Dr. Thomas Martin
UCSF Helen Diller Family Comprehensive Cancer Center

* Dr. James Omel
Defensor de pacientes

Dr. Timothy J. Robinson, doctor en Medicina
Yale Cancer Center/Smilow Cancer Hospital

Dr. Aaron Rosenberg
UC Davis Comprehensive Cancer Center

Dra. Shayna R. Sarosiek
Dana-Farber/Brigham and Women's Cancer Center

Dr. Mark A. Schroeder
Siteman Cancer Center, Barnes-Jewish Hospital and Washington University School of Medicine

Dr. Daniel Sherbenou, doctor en Medicina
University of Colorado Cancer Center

* Dra. Attaya Suvannasankha
Indiana University Melvin and Bren Simon Comprehensive Cancer Center

Dr. Jason Valent
Case Comprehensive Cancer Center/ University Hospitals Seidman Cancer Center and Cleveland Clinic Taussig Cancer Institute

Dra. Asya Nina Varshavsky-Yanovsky, doctora en Medicina
Fox Chase Cancer Center

Dr. Dan Vogl
Abramson Cancer Center, University of Pennsylvania

* Dra. Jing Christine Ye, máster en Ciencias
The University of Texas MD Anderson Cancer Center

NCCN

Emily Kovach
Especialista en Diseño de Guías

Rashmi Kumar, doctora en Medicina
Directora ejecutiva de Contenidos Clínicos

* Revisaron esta guía para pacientes. Para divulgaciones, visite NCCN.org/disclosures.

Centros oncológicos de NCCN

Para conocer la información de contacto, visite NCCN.org/cancercenters.

Abramson Cancer Center,
University of Pennsylvania
Filadelfia, Pensilvania

Case Comprehensive Cancer Center/
University Hospitals Seidman Cancer Center and
Cleveland Clinic Taussig Cancer Institute
Cleveland, Ohio

City of Hope National Medical Center
Duarte, California

Dana-Farber/Brigham and Women's Cancer Center |
Mass General Cancer Center
Boston, Massachusetts

Duke Cancer Institute
Durham, Carolina del Norte

Fox Chase Cancer Center
Filadelfia, Pensilvania

Fred & Pamela Buffett Cancer Center
Omaha, Nebraska

Fred Hutchinson Cancer Center
Seattle, Washington

Huntsman Cancer Institute, University of Utah
Salt Lake City, Utah

Indiana University Melvin and Bren Simon
Comprehensive Cancer Center
Indianápolis, Indiana

Johns Hopkins Kimmel Cancer Center
Baltimore, Maryland

Mayo Clinic Comprehensive Cancer Center
Phoenix/Scottsdale, Arizona
Jacksonville, Florida
Rochester, Minnesota

Memorial Sloan Kettering Cancer Center
Nueva York, Nueva York

Moffitt Cancer Center
Tampa, Florida

O'Neal Comprehensive Cancer Center, UAB
Birmingham, Alabama

Robert H. Lurie Comprehensive Cancer Center,
Northwestern University
Chicago, Illinois

Roswell Park Comprehensive Cancer Center
Búfalo, Nueva York

Siteman Cancer Center, Barnes-Jewish Hospital
and Washington University School of Medicine
San Luis, Misuri

St. Jude Children's Research Hospital/
The University of Tennessee Health Science Center
Memphis, Tennessee

Stanford Cancer Institute
Stanford, California

The Ohio State University Comprehensive Cancer Center
-
James Cancer Hospital and Solove Research Institute
Columbus, Ohio

The UChicago Medicine Comprehensive Cancer Center
Chicago, Illinois

The University of Texas MD Anderson Cancer Center
Houston, Texas

UC Davis Comprehensive Cancer Center
Sacramento, California

UC San Diego Moores Cancer Center
La Jolla, California

UCLA Jonsson Comprehensive Cancer Center
Los Ángeles, California

UCSF Helen Diller Family Comprehensive Cancer Center
San Francisco, California

University of Colorado Cancer Center
Aurora, Colorado

University of Michigan Rogel Cancer Center
Ann Arbor, Míchigan

University of Wisconsin Carbone Cancer Center
Madison, Wisconsin

UT Southwestern Simmons
Comprehensive Cancer Center
Dallas, Texas

Vanderbilt-Ingram Cancer Center
Nashville, Tennessee

Yale Cancer Center/Smilow Cancer Hospital
New Haven, Connecticut

Índice

Made in the USA
Monee, IL
05 November 2026

67386672R00043